疫学概論

Introduction to Epidemiology : Theory and Methods

-理論と方法-

加納克己
Katsumi Kano
◆
高橋秀人
Hideto Takahashi
編

朝倉書店

執筆者一覧

加納　克己	筑波大学社会医学系
町田　和彦	早稲田大学人間科学部
上地　　勝	筑波大学社会医学系
齊藤　具子	筑波大学医学研究科
豊川　智之	筑波大学医学研究科
松木悠紀雄	高知医科大学医学部
村松　　宰	北海道大学医療技術短期大学部
市村　國夫	常磐短期大学
高橋　秀人	筑波大学社会医学系
岡田　昌史	筑波大学医学研究科

(執筆順)

序

　疫学は長い間感染症を研究の対象とし，多くの成果をあげてきた．現在，疫学の対象は成人病（生活習慣病）を主とした非感染性疾患や公害を主とした環境問題にも広がっており，その原因究明に向けて多くの疫学研究が国内外で実施されている．感染症に関しても，重要な課題が山積しており，このような状況下において疫学研究の重要性はさらに高まっているといえよう．

　近年，情報科学や計算機の著しい発達によって，大量のデータ処理や高度な統計学的手法の使用が容易になっている．このことは逆に，いかに質の高いデータを収集するかが研究の成否を左右することを意味している．質の高いデータを得るには研究目的をしっかりと定めて，その目的にあった研究デザインを用いなければならない．医学における研究デザインの発達は疫学理論によるところが大きく，医学研究を行う者にとって，EBM (Evidence Based Medicine) の重要性を考えると，疫学の基本的な概念や理論について学ぶことは必要であろう．本書では，疫学の基本的な理論を紹介するとともに，その方法についてわかりやすく具体的に述べるようつとめた．

　欧米では疫学の専門家が多くの機関で働き，すぐれた研究成果をあげているが，わが国では残念ながら専門家は少なく，また養成機関もほとんどないに等しい状況である．本書が，医学・薬学・看護学をはじめ，健康関連分野で仕事をされている方にいささかでも役に立ち，また各種教育機関で教科書あるいは参考書として使用され，多くの方々が疫学の手法を身につけ，将来役立てていただければ望外の喜びである．

2000 年 2 月

加　納　克　己
高　橋　秀　人

目　　次

I．概　論

1. 疫学とは何か ————————————————加納克己　1
   - 1.1　疫学研究とは何を明らかにする学問か　1
   - 1.2　疫学研究の例　2
   - 1.3　疫学手法の応用　5

II．疫学の基礎

2. 原因と結果（因果関係）————————————加納克己　7
   - 2.1　因果関係と関連性　7
   - 2.2　疫学における因果関係　7
   - 2.3　因果関係の立証　9
3. 疫学で用いられる指標 ————————————町田和彦　11
   - 3.1　比，割合，率　11
   - 3.2　人年（時）法　13
   - 3.3　疾病の頻度　14
   - 3.4　曝露効果の指標　18
   - 3.5　率の標準化　20
4. 結果を歪める因子とその補正 ————————上地　勝　23
   - 4.1　バイアスとは　23
   - 4.2　交絡因子とその補正　28

5. 疫学研究のデザイン —————————————————齊藤具子　34
　　5.1　疫学研究デザインの分類　　34
　　5.2　観察研究　　36
　　5.3　介入研究　　36

III.　疫学研究の実際

6. 記述的研究，生態学的研究，横断研究————————豊川智之　39
　　6.1　記述的研究　　39
　　6.2　生態学的研究　　45
　　6.3　横断研究　　49
7. 患者対照研究 ———————————————————上地　勝　52
　　7.1　患者対照研究の基本的な考え方　　52
　　7.2　対象者の設定　　52
　　7.3　患者対照研究の統計解析　　55
　　7.4　患者対照研究におけるさまざまな研究デザイン　　58
　　7.5　患者対照研究の長所と短所　　59
8. コーホート研究 —————————————————松木悠紀雄　61
　　8.1　コーホート研究とは　　61
　　8.2　コーホート研究の種類　　63
　　8.3　コーホート研究の例　　68
　　8.4　コーホート研究の統計解析　　70
　　8.5　コーホート研究の長所と短所　　71
9. 介入研究 —————————————————————村松　宰　73
　　9.1　介入研究とは　　73
　　9.2　介入研究の方法　　73
　　9.3　介入研究の長所と短所　　77
　　9.4　倫理的問題　　77

IV. 曝露データの収集と統計解析

10. 曝露データの収集──市村國夫　81
- 10.1　要因と曝露　81
- 10.2　曝露の情報源　82
- 10.3　曝露データの収集　83
- 10.4　調査対象と標本抽出　83
- 10.5　データ収集法の得失　85
- 10.6　質問紙の作成　88

11. 分割表の統計解析──高橋秀人　93
- 11.1　層別解析　93
- 11.2　食道がんの疫学研究　93

12. 一歩進んだ解析──高橋秀人　98
- 12.1　ロジスティック解析　98
- 12.2　Kaplan-Meier 法　101
- 12.3　Cox 回帰　107

13. これからの疫学──岡田昌史　112
- 13.1　コンピュータとのリンク　112
- 13.2　研究成果の還元　119
- 13.3　疫学研究におけるインフォームドコンセント　122

参考文献──124
索　引──129

I. 概　　論

1. 疫学とは何か

1.1 疫学研究とは何を明らかにする学問か

　西洋に epidemiologie（ドイツ語）という学問があることがわが国に紹介されたのは，明治22年（1898）のことである．医師であり文豪であった森鷗外（本名，森林太郎）は「衛生都城の記」の中で epidemiologie を疫癘（れい）学と訳して紹介している．その後，疫病学，疫理学などという言葉が用いられたが現在では疫学と称せられるようになった．疫学は，かつてコレラや天然痘などの急性感染症の流行に関する機序解明を研究目的とした学問とされてきた．しかし，疫学（epidemiology）の語源について調べてみると epidemiology はギリシャ語で「epi」+「demos」+「logos」である．「epi」は upon または among，「demos」は people，「logos」は science のことであり，訳すと「人間集団に関する学問」ということになる．今日，疫学研究の対象は成人病（生活習慣病）を主とした非感染性疾患や公害を主とした環境問題にも広がっているが，疫学の語源から考えれば，自然の成り行きであるといえよう．

　ところで，疫学についての定義は諸家によっていろいろ試みられている．例えば，金光正次らは「人間集団を対象として，人間の健康および異常の原因を宿主，病因，環境の各方面から包括的に考究し，その増進と予防をはかる学問」であるとし，また山本俊一は「人間集団内の健康事象発現頻度に関する法則性を見いだす科学」であるとしている．

　このように疫学は個を対象とするのではなく，人間集団で起こる健康，疾病，異常事象を観察することによってその発生頻度や分布，発生要因を明らかにし，

疾病予防や健康増進に役立てるものである．

1.2 疫学研究の例

疾病の原因究明に疫学的アプローチがとられたのはけっして新しいことではなく，すでに哲人 Aristoteles（384〜322 BC）や医学の父であり医聖といわれる Hippocrates（460〜375 BC 頃）の著述の中で数多く見出される．例えば Hippocrates は「空気・水・場所について」の中で各地の疾病の流行を実際に観察して，疾病の特徴とその土地の気候，飲料水，体格，衣食住などとの関連について考察し，記述している．またイギリスの Snow J（1813〜1858）はロンドン市内のコレラ大流行の原因について調べている（**図 1.1**）．

コレラの発生は，とくにセント・ジェームス教区に集中し，同地区の死亡率は流行のあった約4か月間で人口1万人対220にも達し，隣接地区の同じ期間に見られた死亡率に比べて7倍から25倍という異常なものであった．Snow はこの地区において発生源を調べた．

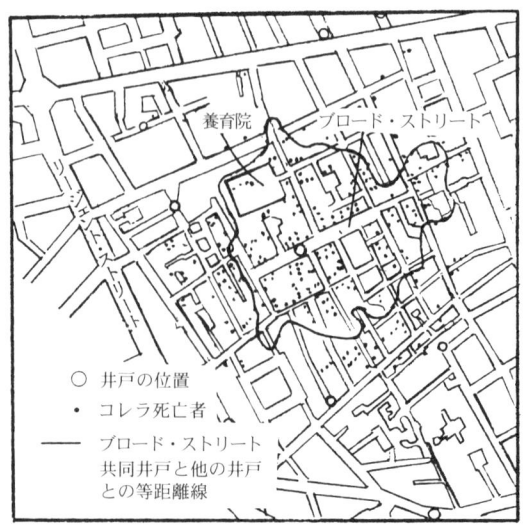

図 1.1 ロンドンにおけるコレラによる死亡分布
（重松逸造（1974）疫学保健統計（最新保健学講座4巻），p.7，メヂカルフレンド社，東京）

コレラ死亡者の発生場所をすべて地図上に印をつけてみた結果，死亡者は，ブロード・ストリートを中心に分布していることが明らかになった．死亡者の日常生活について調べてみると，死亡者の大部分がブロード・ストリートにある共同水道栓の水を飲んでいることがわかった．死亡者の中には，この共同水道栓から離れた地域に住む人もいたが，詳しく調べてみると，これらの死亡者はたまたま何かの用事でブロード・ストリートを訪れ，問題の給水を飲んでいた．一方，この共同水道栓のすぐ近くにある養育院では周りがコレラ死亡者の発生家屋で囲まれており，もしその周辺と同じ率なら535人の収容者から100人以上のコレラ死亡者が出るはずだが，実際の死亡者は5人のみであった．よく調べてみると，この養育院では共同水道栓を使わず，養育院自身の井戸水と市からの給水とを使っていた．Snowは，共同水道栓の水がコレラの原因になっているに違いないと判断し，ブロード・ストリートの共同水道栓を9月8日に撤去させた．その結果，8月末から9月はじめにかけて爆発的に発生していたコレラは，その頃から急速に減少することになった（**表1.1**）．

　Snowは，具体的な対策をとる一方で共同水道栓の水がなぜコレラの原因になったのかについて追究した．問題の給水設備は，わくがレンガで作られてお

表1.1 ブロード・ストリート（ロンドン市）共同井戸地区におけるコレラの発生状況（1854）

月　日	発病数（死亡例のみ）	死亡数	月　日	発病数（死亡例のみ）	死亡数	月　日	発病数（死亡例のみ）	死亡数
総数	616	616	9. 2	116	127	9.17	2	5
8.19	1	1	9. 3	54	76	9.18	3	2
8.20	1	0	9. 4	46	71	9.19	0	3
8.21	1	2	9. 5	36	45	9.20	0	0
8.22	0	0	9. 6	20	37	9.21	2	0
8.23	1	0	9. 7	28	32	9.22	1	2
8.24	1	2	9. 8	12	30	9.23	1	3
8.25	0	0	9. 9	11	24	9.24	1	0
8.26	1	0	9.10	5	18	9.25	1	0
8.27	1	1	9.11	5	15	9.26	1	2
8.28	1	0	9.12	1	6	9.27	1	0
8.29	1	1	9.13	3	13	9.28	0	2
8.30	8	2	9.14	0	6	9.29	0	1
8.31	56	3	9.15	1	8	9.30	0	0
9. 1	143	70	9.16	4	6	月日不明	45	0

り，そのすぐそばを付近の住宅の便所の排水管が通っていて，そこから汚水が給水設備の中にもれていたと推測した．しかもこの便所を使っている家では，流行のはじめに 4 人のコレラ患者が次々と発生していたのである．このようにして給水の汚染がコレラの原因であることは疑いのないことになり，適切な指導によってコレラのそれ以上の蔓延は防がれた．このように Snow は，コレラ菌に汚染された給水を飲料水として用いたことがコレラ大流行の原因の一つであることをつきとめ，Koch R（1843〜1910）によってコレラ菌が発見（1883）されるよりおよそ 30 年も前にコレラが水系伝染病であることを推測し，コレラの蔓延を防いでいる．細菌学に関する知識がいまだ不十分であった時代に疫学的な調査によってその発生要因を推定し，疾病の蔓延を防いだこのような方法はいまなお原因不明の疾病予防にも役立つものである．

　また，高木兼寛（1849〜1920）は，当時土中からの毒気によって生じると信じられていた脚気（Beri-Beri）の原因について調べている．明治の中頃，富国強兵により兵士の数が増えたが，その中で脚気が多発し軍隊の戦力に影響を及ぼすほどになった．その頃，軍艦「龍驤」の南米からニュージーランドへかけての航海で，371 人の乗組員のうち 169 人が脚気にかかり，その中の 25 人が死亡する事件が起こった．海軍軍医総監であった高木兼寛は脚気病調査会を設け，艦船ごとに食品を分析し脚気患者の発生状況との関係を検討した結果，窒素と炭素の割合が一定以下になると脚気が起こりやすいことを発見し，兵食の改善によって脚気の発生を防ぐことができるのではないかと考えた．その後，軍艦「筑波」が「龍驤」と同じ航路を航行する際，兵食をパンと洋食とすることによってこの仮説を検討した．脚気は，16 人の洋食を嫌った者だけに発生した．これを海軍全体に普及させることによって脚気発生率は 33% から 0.16% と激減し，しかも，そのとき発生した患者は洋式の食事を好まなかった者に限られていた．それから 3 年後には，海軍の兵隊からは 1 人の脚気患者も出なくなった．後に，Eijkman AJ がニワトリに白米を与えて脚気を作り，玄米で治療することに成功し（1897），鈴木梅太郎はコヌカの中から脚気の治療に有効な成分としてオリザニン（ビタミン B_1）を発見した（1910）が，高木兼寛はビタミン B_1 が発見される前にその原因は食事にあることをつきとめ，その予防法を見つけて

いる．

　がんや脳卒中，心臓病などさまざまな疾病の原因究明についてはわが国を含め世界中が取り組んでいる．わが国で起こった戦後の有名な疾患として水俣病やイタイイタイ病などがあり，その原因究明に疫学研究が寄与している．

　1953年（昭和28）頃に水俣湾（熊本）に面した集落に特異な神経障害を主徴とする奇病（水俣病）が発生していた．症状は，視野狭窄と知覚障害が主で，その他に運動失調・言語障害・歩行障害などが見られた．患者は，水俣湾内の魚介類を多食しており，母親が摂取して発症しなかった場合でも胎児性または先天性水俣病が見られた．種々の研究調査により水俣病の原因は，アセトアルデヒド合成工場から水俣湾に放出された廃液中に含まれるメチル水銀化合物と特定された．

　1955年（昭和30）頃，神通川流域（富山県）の特定地域で，全身の骨が折れたり，曲がったりして苦しみ続ける病気（イタイイタイ病）の存在が知られるようになり，萩野昇らは神通川の水などを分析した結果，上流の鉱山から捨てられた鉱山排水に含まれているカドミウムが何らかの方法で体内にはいり，それが原因であるだろうとした．

1.3　疫学手法の応用

　疫学は，その対象・目的を明確にして臨床疫学，薬剤疫学，環境疫学，栄養疫学，分子疫学，遺伝疫学などに細分化される．その手法は分野の特殊性により多少異なっても基本的理論は同じである．例えば臨床疫学では，その対象は主に患者であり，治療効果を疫学的手法を用いて明らかにしようとするものである．

II. 疫学の基礎

2. 原因と結果（因果関係）

2.1 因果関係と関連性

　疾病と原因との間に何らかの関連（association）があるかどうかを明らかにする場合，統計学的方法が用いられる．しかし，統計学的な関連は必ずしも因果関係（causality）を意味するものではない．統計学的な関連は疾病と原因との間の数量的な関連の強さを表現するのみであって，両者の間の因果関係を保障するものではない．両者の間に因果関係がある場合には，必然的に統計学的な関連性が認められるが，逆は必ずしも真ではない．

2.2 疫学における因果関係

　疫学研究の対象が急性感染症，とくに細菌感染を主としていた時代には，疾病は宿主（host），病因（agent），環境（environment）の相互関係の均衡がくずれたときに生じ，これらの間は動的な関係で結ばれているという，いわゆる三角モデルによって因果関係が説明されてきた．一つの微生物が決定的病因として働くような感染症の場合には，これら3大要因による因果関係の説明はその解釈を容易にした．しかし，今日多くみられる非感染性疾患では一つの原因だけでなく多くの原因が関連しており（多要因原因説，multiple causation theory），従来の3大要因による考え方では，因果関係を十分に説明することができなくなってきた．

　アメリカの公衆衛生総監の諮問委員会は，「喫煙と肺がん」の因果関係の判

断に次のような五つの条件を用いた．

(1) 普遍性（consistency）

何らかの関連がみられるのであれば，誰が行っても同じような結果が得られなければならない．人間集団においては，同一の条件で調査・研究を行うことは難しいが，数多くの調査で同じような結果が得られ，再試験，再調査でも同じような結果が得られなければならない．喫煙と肺がんの関係は，時間・場所・対象者を異にするどの集団でも認められる．

(2) 強度（strength）

強さの程度についてよく用いられる指標に相対危険度と寄与危険度（第3章参照）がある．疾病の発症と原因の関係の量的な強さは，いわゆる量-反応関係（dose-response relationship）としても表現される．物理学あるいは生理学現象のように一定のきれいな関係を得ることは，原因が複雑にからむ疫学現象においては難しいが，少数例を扱うにせよ多数例を扱うにせよ原因である量が増せばその結果である反応が増加するような関係が見られるならば，仮説をより強固なものにする．喫煙と肺がんについては，どの集団においても喫煙本数が増えるほど肺がんに罹る率は上昇する．

(3) 特異性（specificity）

一方があれば他方があるように一対一の関係にある状態を特異性というが，非感染性の疾患などのように，環境・栄養・生活様式・遺伝的素質など複雑に多数の原因がからんでいる場合は特異性は低い．しかし，特異性が低くても因果関係を否定できない場合がある．喫煙は肺がんだけでなく他の部位のがん，心疾患などの原因であり，この特異性の条件を十分には満たしていないが，肺がんの原因として認められている．

(4) 時間的関係（temporal relationship）

疾病発生の原因は必ず疾病発生に先行しなければならない．喫煙と肺がんの場合，肺がんに罹る以前に喫煙習慣が認められる．

(5) 論理的一致（coherence）

既存の医学的・生物学的知識・論理に合致していることが必要であり，矛盾があってはならない．喫煙と肺がんの関係は動物実験でも証明されている．

喫煙と肺がんとの関係は上記の五つの条件をすべて満たしており，喫煙は肺がんの原因であると判断された．

また，Evans AS は，非感染症まで適応範囲を広げた次の8項目を，因果関係の判断条件として提示した．
(1) その疾病の有病割合は曝露群のほうが，非曝露群より高いこと．
(2) 患者群は，非患者群に比べて推定原因への曝露がより高頻度にみられること．
(3) 前向き調査（第5章参照）で，曝露群は非曝露群よりその疾病の発生率が高いこと．
(4) 容疑要因への曝露がその疾病の発生に先行すること．
(5) 宿主側の反応に，測定可能な生物学的スペクトルが存在すること．
(6) 実験的にその疾病が再現できること．
(7) 推定原因を除去すれば，その疾病の発生率が減少すること．
(8) 宿主側の反応を防止または緩和すればその疾病の出現を減少または除去できること．

ここにあげた条件は因果関係の推定に役立つ．しかし，時間的関係以外の条件は因果関係を立証するための必要条件ではないことを強調しておきたい．これらの条件のうち，いずれかが満たされないからといって，因果関係を否定することにはつながらない．あくまでも疫学的因果関係を判断するための目安であると考えるべきである．

2.3 因果関係の立証

原因を追究することは，もちろん科学の基本姿勢であるが，疫学の目的からすると因果関係を立証できなくても，疾病予防，あるいは健康の保持増進など，実践に役立てることができる．例えば，病原菌が特定されていない感染症でも，その感染経路を断つことができれば，疾病の伝播を防ぐことが可能である（Snow によるコレラ蔓延の防止）．あるいは多数存在する原因のうち，寄与率の高い原因を集中的に取り除くことで，疾病を効率よく減少させることができ

る(タバコとがん,循環器疾患).このように,疫学研究では疾病予防,あるいは健康の保持増進など,実践に役立てることを常に念頭において,因果関係を追究していかなければならない.

3. 疫学で用いられる指標

3.1 比，割合，率

疫学研究の基本は，人間集団の中における疾病の発生数を数えることである．研究対象となる要因への曝露の有無別，曝露量別に，健康事象の発生頻度が異なるかどうか，また，異なるとしたらどの程度異なるかを観察する．疫学ではこれらの発生頻度は比，割合，率で表されることが多く，まずはこれらを理解する必要がある．

3.1.1 比

比 (ratio) は男性と女性 (性比)，都市と農村，昨年と今年 (前年比) など互いに異なった二つの量の比較をしたいときに用いられる．通常 $x:y$ あるいは x/y，または $(x/y) \times 100$ で示される．例えばわが国の1996年の男児女児それぞれの出生数は61.9万人と58.6万人であるが，この場合の出生性比は通常男児/女児=61.9/58.6=1.056である．しかし，女児/男児で算出したり，分母・分子の関係をいっそう明らかにするため男児：女児=105.6：100 というように表すこともある．範囲は $0 \leq 比 \leq \infty$ となる．

3.1.2 割 合

割合 (proportion) は比率とも呼ばれ，分母の中に分子が含まれている特殊な比の形をいい，確率を示すものである．範囲は $0 \leq 割合 \leq 1$ となる．先ほどの例の出生性比を割合の形で表すと，男児出生割合=61.9/(61.9+58.6)=0.513 (51.3%) となる．

3.1.3 率

率 (rate) は疫学指標として最も多用され，単位時間における相対変化を示す

指標である．単位は1/時間であり，範囲は$0 \leq 率 \leq \infty$となる．例えば3年間で平均10万人の女性集団の中から乳がん患者が120人発生したとき，1年間（単位時間）における変化量（発生者数）は40人，相対変化（発生率）は40/100,000〔1/年〕となる．割合が全体の中での要因の占める確率を示しているのに対し，率は必ずしも確率的な出現頻度を表すものでなく，時間的要素を含んだ形であることに注意する．

$$率 = \frac{一定期間内に起こったある事象の数}{(その期間内での平均人数) \times (期間)} \times 10^n \qquad (3.1)$$

罹患率（morbidity rate, incidence rate），死亡率（death rate, mortality rate）などは，個人の一時点における疾病への罹りやすさや死亡しやすさを示している．

しかし，既存の疫学の教科書では，率と割合はそれほど厳密に区別されているわけではない．本来は割合であるにもかかわらず，有病率，累積罹患率，累積死亡率などのように率という言葉を用いる場合もある．一方，英語ではそれぞれ prevalence, cumulative incidence, cumulative mortality となり，rate を使わない表現になっている．

率にしても割合にしても疫学調査の場合は分母と分子の定義が重要になる．総人口を分母にとるような行政報告などの形で使われる率を除き，一般的な疫学調査で使われる分母は，期間，性，年齢，地域などが，調査の結果観察される健康事象の発生者と同集団とならなくてはならない．このような集団を曝露人口（population at risk）という．例えば喫煙率を考えてみた場合，ある集団に男性が多いか，女性が多いか，あるいは年齢層に偏りがあるかどうかによって喫煙率が大きく変わってくることは明らかで，この分母の定義がしっかりしていなければ喫煙率の比較は無意味なものになることは容易に理解されよう．この場合には寄与が大きな因子別に，あるいはそれらを組み合せた形の因子別に率を求めなくてはならない．例えば，喫煙率を求める場合，調査目的によって男女別，あるいは年齢別に求める必要がある．

一方，分子の問題としては，その健康事象の定義があいまいであると，同様に率の意味づけは難しくなる．そのためには診断基準があいまいであってはな

らない．死亡の場合には世界保健機関（WHO）の国際疾病分類（現在は第10回修正国際疾病分類，ICD-10）が用いられるが，罹患の場合には診断方法や診断基準の標準化が重要となる．

3.2 人 年 (時) 法

通常の統計学では用いられないが，疫学でよく用いられる方法に人年法（person-year method）または人時法（person-time method）がある．長期の追跡調査を行っている場合，対象者がいろいろな理由（死亡，転出，行方不明あるいは拒否など）でコーホート（第8章参照）から脱落あるいは逆に中途加入したりするときに，率の精度を高めるために用いられる．人年法を用いない場合には，これらの対象者は解析からはずされることになり，求めたい値を歪めることになる．通常，慢性疾患などでは「1人の人を1年間観察したときに1人年とする」人年法が使われることが多いが，急性疾患のように転帰の早いときには観察期間の単位が月単位であれば人月法，日単位であれば人日法（これらを総称して人時法）なども用いられる．

人年法では途中で転帰を迎えた場合には一定のルールによりその年数を数える．例えばタバコと肺がんの関係を調べるために人年法によりその関係を明らかにしようとした場合，図3.1のようにいろいろな者が現れる．この例で見られるように1年の半分で，あるイベント（罹患，死亡，転出，転入，追跡不能など）が起こった場合には，そのイベントが起こった年の人年は0.5年と数えるようにすると，肺がん罹患率の観察人年は23.0，肺がん死亡率の観察人年は36.0になる．

ここで注意しなくてはならないことは，人年法の特徴であるとはいえ，対象者の脱落や中途加入の問題である．まず問題になるのは調査期間と疾病（死亡）の起こりやすさである．その疾患の罹患や死亡の危険性が追跡期間を通して一定している場合にはよいが，通常潜伏期間の長い疾患は調査期間の後半に多発する可能性がある（逆に短い疾患は前半に多発）ので，追跡はじめの1人年と追跡終了前の1人年では重みが違うことになる．次に問題になるのは脱落者が

対象者	調査開始年				調査終了年		肺がん罹患率の観察人年	肺がん死亡率の観察人年
	1999	2000	2001	2002	2003	2004	2005		
1								5.0	5.0
2								2.5	5.0
3								1.5	3.5
4								0.0	5.0
5								3.5	3.5
6								3.5	3.5
7								1.0	3.5
8								2.0	3.0
9								2.0	2.0
10								2.0	2.0
	調査期間						観察人年	23.0	36.0

○ 調査開始時の対象者　　◆ 肺がん死亡年次　　　　　　　　― 非罹患時の期間
● 調査期間途中からの対象者　? 何らかの理由による追跡不能年次　― 罹患後の期間
◇ 肺がん罹患年次　　　　＊ 転出年次

図 3.1　人年法

継続者と比べてその罹患に関して同じような属性にある者かどうかということである．脱落する理由がその疾患に関係しているならば，人年法は成り立たないことになる．厳密性を期するなら脱落者の経過の確認も必要になる．

3.3　疾病の頻度

　疾病の頻度を把握するために疫学ではさまざまな方法が考えられている．ここでは相対頻度，罹患率，累積罹患率，有病割合，死亡率，累積死亡率，致命率について説明する．

3.3.1　相対頻度

　一般的に率を求める場合には分母の把握が重要になる．しかし病院内での症例調査や住民の人口統計が不備な開発途上国の調査では適切な分母の把握は困難である．そのような場合には分子（罹患者や死亡者）だけで比較する相対頻度（proportional rate）が便利である．例えば全死因の中の特定疾患の割合や，

特定疾患患者の重症度の過去の年度との比較などにより，各種疾病の中でのその疾病の重要度の把握やその病気の経年変化をたやすく得ることができる．

3.3.2 罹　患　率

　罹患率とは，ある集団内の中から単位期間に新たに発病（罹患）した人の率を求めたもので，追跡調査などではその分母に一人一人の観察期間の総和である人年を用いるが，各疾病の行政報告などではその年度の中央人口値を1年間の観察した代表値として用いている．その中央値には年度の最初の人口と年度の最後の人口をたして2で割った平均人口を用いている．このような方法が可能なのは，分母が大きいため転入，転出，出生，死亡などを中央値で代表させることができるからである．

$$罹患率 = \frac{一定観察期間内に新たに発症した発症人数}{観察集団内の一人一人の人年の総和（時）} \quad (3.2)$$

あるいは

$$罹患率 = \frac{1年間に届け出られたその疾病の患者数}{（年度の最初の人口＋年度の最後の人口）/2} \quad (3.3)$$

通常は人口10万対，1万対，あるいは千対の人数で表す．ここで，式(3.2)の分母が（期間内平均人口）×（観察期間（時））となっていることを確かめられたい．

　罹患率で注意すべきことは発症時期である．急性感染症などでは症状の出たときを発症日と特定できるが，慢性疾患では発症の時期を決めるのが困難な場合が少なくない．例えばがんの場合，がん特有の症状が出たときが発症日なのか，発病を疑い医師の診断を受けたときが発症日なのか，病院での確定診断がなされたときが発症日なのか難しいところである．通常は確定診断がなされたときを発症日としている．また，風邪のように1年間に何回も罹るような疾病では，1人で複数回の罹患数となるため年間何人という定義に反することになる．このような場合には発生件数とするほうが適切である．

　罹患率の類義語として発生率（incidence rate）や発病率（attack rate）があるが，発生率は罹患，事故，死亡など各イベントの総称であり，罹患率，死

亡率,致命率などもこれに含まれる.一方,発病率は感染症の発病時に用いられている.

3.3.3 累積罹患率

累積罹患率は,罹患率同様,罹患の状況を示す指標である.累積罹患率は観察期間のはじめに設定された人口集団における,一定観察期間内に出現してくる発病者の割合を求めたものである.

$$累積罹患率 = \frac{一定観察期間内に新たに発症したその疾病の発症人数}{期間のはじめの時点に限定された人口集団の人数} \quad (3.4)$$

分母,分子とも人数であるため単位はない.通常5年や10年などのように期間が明示される.

累積罹患率には次のような特徴がある.
(1) 累積罹患率は曝露の有無にかかわらず観察期間を長くすればするほど1に近づく.
(2) 観察期間が短ければ罹患率と累積罹患率は近似する.

3.3.4 有病割合

有病割合は罹患率同様,その集団内の疾病の状況を表す指標であり,ある時点またはある期間内で,その集団内で疾病に罹患している人の割合を表す.ある時点での有病割合を時点有病割合(point prevalence)といい,ある期間での有病割合を期間有病割合(period prevalence)という.

$$時点有病割合 = \frac{ある時点でのその疾病の患者数}{ある時点でのすべての観察対象者} \quad (3.5)$$

$$期間有病割合 = \frac{ある期間内でのその疾病の患者数^*}{観察期間内の平均人口} \quad (3.6)$$

*(ある期間のはじめの患者数)+(その期間中に罹患した患者数)

罹患率と有病割合の違いは,罹患率がその期間の病気の罹りやすさの把握に適しているのに対し,有病割合はある集団内での病気の蔓延度を示すのに適していることである.したがって,急性疾患では罹患率と有病割合はそれほど差

は認められないが，慢性疾患では大きな差となる．慢性疾患で新たなリスクファクター（risk factor，危険因子）を探そうとする場合には罹患率を求めたほうが有意義であるため，疫学調査には罹患率を求めることが多いが，行政的にその疾病対策を行ったり，病院管理という面では有病割合の把握が重要である．

3.3.5　死　亡　率

死亡率は単位観察期間に新たに死亡した人の率を求めたものである．通常は人口10万対，1万対，千対の人数で表す．

$$死亡率 = \frac{一定期間内に発生したその疾病による死亡率}{観察集団内の一人一人の人年の総和（時）} \quad (3.7)$$

あるいは

$$死亡率 = \frac{一定期間内に発生したその疾病による死亡率}{観察期間の中央の人口} \quad (3.8)$$

これらを粗死亡率（crude mortality rate）という．しかし，死亡は年齢により大きな差が生じるため年齢構成の違いにより，バイアスを受けてしまう可能性がある．このように年齢構成の違った集団の比較を行うためには，同一の年齢構成に調整して比較をする必要がある．通常，年齢別死亡率（category-specific mortality rate）で比較するか，標準化によって求められた年齢調整死亡率（age adjusted mortality rate）で比較するのが一般的である．標準化については3.5節で述べる．

3.3.6　累積死亡率

累積死亡率は死亡率同様，死亡の状況を示す指標である．累積死亡率は，観察期間のはじめに設定された人口集団における一定観察期間内に出現してくる死亡者の割合を求めたものである．

$$累積死亡率 = \frac{一定観察期間内に新たに発生したその疾病の死亡人数}{期間のはじめの時点に限定された人口集団の人数} \quad (3.9)$$

PMI（Proportional Mortality Indicator）も死亡の状態を示す一つの指標である．これは全死亡者数に対する50歳以上の死亡者数の割合であり，若年者の

死亡が多いほどこの値が低くなる．一般に若年者ほどその国の衛生行政の良否に影響されやすいが，衛生行政が問題となる発展途上国では，人口統計や疾病統計が不備なため正確な罹患率や死亡率の算出が難しい場合が多い．その点 PMI は死亡届だけから求めることが可能であり，どの国でもほぼ正確な値が得られるため，衛生状態の国際比較のための指標として用いられることが多い．

3.3.7 致命率

致命率は，観察期間のはじめに設定されたある疾患に罹った集団に対し，一定期間内にその中から出現してくる，その疾患を原因とした死亡者の割合を求めたものであり，その疾病の重症度を表す指標となっている．

$$致命率（\%）=\frac{ある疾病による死亡者数}{ある疾病の罹患者数} \quad (3.10)$$

致命率は罹患から死亡までの期間が短い急性疾患の場合は把握しやすいが，慢性疾患の場合には発病から死亡までの期間もその重症度に加味されなくてはならないのでその評価は難しくなる．例えばエイズでは，期間 10 年の致命率はほぼ 100% であるとしても，最近のように薬が進歩してくると先進国では期間 3 年の致命率はそれほど高いものではなくなりつつある．そのため，慢性疾患の場合は致命率を算出するための期間を明示する必要がある．また，定常状態(集団の罹患数や死亡数が毎年一定である) 1 年間の罹患者数(新たな患者数)とその年の死亡数の割合（%）を致命率とすることもある．

3.4 曝露効果の指標

本節ではこれまで本章で説明してきた疾病頻度を用いて，ある因子と疾患との間にどの程度の関連が見られるのか，さらに，その関連の強さはどの程度なのかなど，ある曝露により起こる疾病に対する影響（効果）の把握を行うための指標について述べる．この指標には絶対効果，相対効果および寄与割合がある．

3.4.1 絶 対 効 果

絶対効果（absolute effect）は大きく分けると，曝露群と非曝露群の発生率の差で表される発生率差（incidence rate difference）と，累積発生率差で表される寄与危険度（帰属危険度，attributable risk）に分かれる．ここでの発生率は罹患率および死亡率を指す．また，寄与危険度はリスク差（risk difference）とも呼ばれる．

　　発生率差＝曝露群の発生率－非曝露群の発生率　　　　　　　　　(3.11)
　　（単位は数／一定期間の人数または人年，$-\infty$ から ∞ までの値をとる）
　　寄与危険度＝曝露群の累積発生率－非曝露群の累積発生率　　　　(3.12)
　　（単位はなく，-1 から 1 までの値をとる）

危険（リスク）という語句は本来一定期間内に発生するイベントの割合（確率）を示す用語であるが，発生率差を寄与危険度としている場合も多く認められる．いずれにしてもこの絶対効果の意味は，その曝露要因によってある健康事象の発生率が増加（減少）することを示すもので，逆にいえばその曝露要因を除去したらどれだけ発生率が減少（増加）するかを示している．

3.4.2 相 対 効 果

相対効果（relative effect）も絶対効果同様，曝露群と非曝露群の比で表される発生率比（incidence rate ratio）と相対危険度（relative risk）に分かれる．

$$\text{発生率比} = \frac{\text{曝露時の発生率}}{\text{非曝露時の発生率}} \quad (3.13)$$

$$\text{相対危険度} = \frac{\text{曝露時の累積発生率}}{\text{非曝露時の累積発生率}} \quad (3.14)$$

この場合も前述の絶対効果同様，発生率比を相対危険度と呼ぶ場合も多く，厳密には区別されていない．

いずれにしてもこの相対効果の意味はその曝露要因によって，ある健康事象の発生率が増加（減少）することを示している．曝露要因と健康事象発生との関係の強さをわかりやすい形で表しているため絶対効果より用いられることが多い．この絶対効果と相対効果の例を**表 3.1**に示す．

表3.1 喫煙とがんによる死亡の相対危険度と寄与危険度

死因	粗死亡率		相対危険度	寄与危険度
	非喫煙者	毎日喫煙		
喉頭がん	0.32	6.12	18.99	5.79
肺がん	28.02	101.73	3.63	73.71
咽頭がん	0.97	2.17	2.24	1.20
口腔がん	1.61	3.56	2.21	1.95
食道がん	15.78	28.57	1.81	12.79
全がん	399.67	546.59	1.37	146.92

* 人口10万対
** がんの統計編集委員会 (1995), がんの統計より筆者作成

3.4.3 寄与割合

寄与割合 (attributable proportion) は寄与危険度割合 (attributable risk percent) ともいい, 発生率差が曝露群の発生率のうちどれくらいの割合かを表している.

$$寄与割合 = \frac{曝露群の発生率 - 非曝露群の発生率}{曝露群の発生率}$$

$$= 1 - \frac{1}{発生率比} \quad (3.15)$$

この式からわかるように寄与割合は曝露群, 非曝露群の発生率がわからなくても発生率比さえわかれば求めることができるため, 患者対照研究のように発生率が算出できなくても, ある条件を満たせば発生率比はオッズ比で近似できるので, 寄与割合を求めることができることになる.

3.5 率の標準化

年齢構成の異なった地域や集団の死亡率を比較する際, 粗死亡率を用いたのでは適切な比較はできない. このような場合, 年齢構成の違いを補正する方法として標準化 (standardization) が用いられ, 年齢調整死亡率が算出される. 標準化もまた, 第4章で述べる交絡因子の補正法の一つであるといえる.

標準化には直接法 (direct method) と間接法 (indirect method) があり, それぞれ重み付けのしかたが異なる.

3.5.1 直接法

直接法によって年齢調整死亡率を求めるには，観察集団の年齢別（年齢階級別）死亡率と基準集団の年齢別（年齢階級別）人口のデータが必要となる．

$$\text{年齢調整死亡率} = \frac{\sum\left\{\binom{\text{観察集団の各年齢}}{(\text{年齢階級})\text{の死亡率}} \times \binom{\text{基準集団の各年齢}}{(\text{年齢階級})\text{の人口}}\right\}}{\text{基準集団の総人口}}$$

(3.16)

基準集団には研究目的に沿った適切な集団を設定する必要がある．例えば2地域間のみの比較であれば，どちらか一方を基準とすればよいが，いくつかの市町村の比較の場合には，基準として県全体，全国値，あるいはその他の集団などが考えられ，どれを基準にするのかは目的によって異なってくる．また，都道府県間を比較する場合は全国値を基準として用いるほうが適切であろう．わが国では，全国値を基準とする場合は，基準人口として「昭和60年（1985）モデル人口」を用いている（**表3.2**）．

表3.2 基準人口「昭和60年（1985）モデル人口」

年齢区分（歳）	基準人口（千人）
0～4	8,180
5～9	8,338
10～14	8,497
15～19	8,655
20～24	8,814
25～29	8,972
30～34	9,130
35～39	9,289
40～44	9,400
45～49	8,651
50～54	7,616
55～59	6,581
60～64	5,546
65～69	4,511
70～74	3,476
75～79	2,441
80～84	1,406
85～	784
総数	120,287

3.5.2 間 接 法

　間接法で年齢調整死亡率を求めるには，観察集団では年齢別（年齢階級別）人口，全年齢（全年齢階級）の死亡数の合計，基準集団では年齢別（年齢階級別）死亡率，粗死亡率のデータが必要である．

$$年齢調整死亡率 = \frac{観察集団の死亡数}{期待死亡数} \times 基準集団の死亡率 \quad (3.17)$$

ただし，

$$期待死亡数 = \Sigma \left\{ \binom{観察集団の各年齢}{（年齢階級）の人口} \times \binom{基準集団の各年齢}{（年齢階級別）の死亡率} \right\}$$

(3.17 式補足)

　間接法によって標準化を行う場合，年齢調整死亡率よりも標準化死亡比 (SMR, Standardized Mortality Ratio) によって表されることが多い．

$$SMR = \frac{観察集団の死亡数}{期待死亡数} \quad (3.18)$$

慣例として 100 倍して用いることも多い．

　しかし，実際には年齢階級別の死亡数がわからない場合も多く，間接法で求めた年齢調整死亡率や SMR による集団間の比較には注意が必要である．直接法では基準集団の年齢分布を用いて標準化しており，間接法では観察集団の年齢分布を用いて標準化している．間接法による集団間の比較は，異なる基準を用いて標準化した値の比較なので理論的に適切ではない．しかし直接法による値よりも偶然誤差が小さいなど，その比較可能性について認めている論文も多く，集団間の比較でもよく用いられている．

　ここでは死亡率の標準化について言及したが，もちろん罹患率に適用すれば年齢調整罹患率，あるいは標準化罹患比 (SIR, Standardized Incidence Ratio) が算出される．また，年齢以外の要因について標準化する場合も考え方は同じである．

4. 結果を歪める因子とその補正

研究計画，データ収集，および解析のそれぞれの段階において，結果を歪めるような状況が存在しないかを常に考えながら研究を進める必要がある．疫学研究では，結果を歪めるものとして，主にバイアス（bias）と交絡因子（confounding factor, confounder）について考慮しなければならない．

4.1 バイアスとは

研究結果あるいは測定結果が真の値と異なっている場合，結果に誤差があるという．誤差には偶然によって起こるもの（バラツキ，偶然誤差（random error））と，ある原因により必然的に起こるもの（バイアス，偏り（bias），系統誤差（systematic error））がある．例えば，ある患者の安静時血圧を測定したところ，高い値が出たり低い値が出たりするように，結果が一定しない場合，バラツキがあるという．測定条件をそろえることによって精度が向上し，バラツキは小さくなる．測定を何回も繰り返し，求めた平均値が真の値に近いときバイアスはなく（図 4.1 上段），あるいは，何回測定しても結果が真の値から低いほうへ，あるいは高いほうへずれてしまうとき，結果にバイアスが存在するという（図 4.1 下段）．ここでのバイアスは，誤った測定方法，測定機器の故障，あるいは対象が適切でないことにより生じているのかもしれない．その場合，正しい方法で測定したり，測定機器の故障を直したり，あるいは適切な対象を設定することで妥当性のある結果を得ることができる．

どのような研究でも誤差はつきものだが，バラツキに関しては測定や実験を繰り返したり，対象者を増やすことによって対処できる．しかし，バイアスの入ったデータを得てしまうと，後からその影響を取り除くことはほぼ不可能である．また，バイアスに気づかず，誤った結論を導きだす可能性もある．その

24　II．疫学の基礎

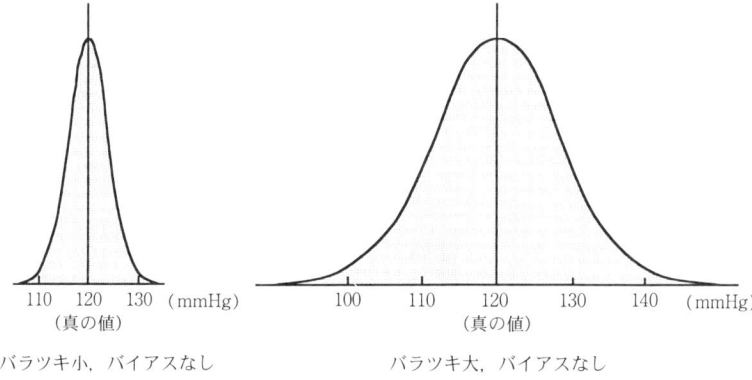

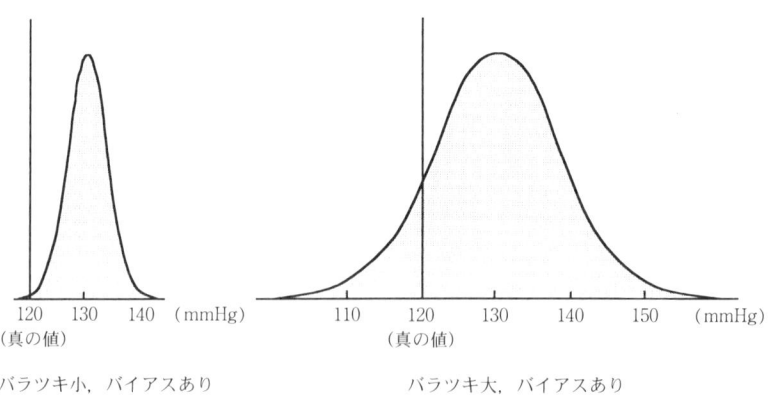

図4.1　収縮期血圧データのバラツキとバイアス

ため，研究の計画やデータの収集時には，バイアスが入らないように最大限注意を払う必要がある．

バイアスに関してはこれまで数多く指摘されているが，その原因によって大きく選択バイアスと情報バイアスの二つに分けることができる．

4.1.1　選択バイアス（selection bias）

実際に研究対象とする集団が，本来目的とする集団を正しく代表しておらず，何らかの偏りをもった場合に選択バイアスが生じる．選択バイアスの代表的な例として，健康労働者効果（healthy-worker effect）があげられる．ある化学

工場の従業員と一般住民の死亡率を比較するような研究を考えてみよう．研究目的は化学物質が工場従業員の死亡率に影響するかということであるが，このような研究では，工場従業員の死亡率のほうが一般住民の死亡率よりも低くなってしまう場合が多い．なぜなら，工場従業員は一般住民に比べ健康的な人間の集団と考えられるからである．

もう一つ例をあげてみる．健康に関する調査を実施した場合，喫煙者と非喫煙者では回答率に差が生じることが明らかになっている．つまり，喫煙者，とくにヘビースモーカーは，喫煙の健康影響を指摘されるのを嫌がるため，調査を拒否する者が多くなり，その結果得られた集団は本来目的とした集団とは異なったものになる．

表4.1に示した喫煙と心筋梗塞に関する患者対照研究を例に考えてみよう．表を見ると，回答率が100%の場合，オッズ比は2.0になる（オッズ比については第7章参照）．喫煙者の回答率が60%の場合でも，患者群と対照群の両群で回答率に違いがなければオッズ比は影響を受けない．しかし，対照群の喫煙者の回答率のみが60%だったとすると，オッズ比は3.3と過大に見積もられてしまう．また，健康意識の高い者は研究に対し積極的に協力する傾向があるた

表4.1 未回答が推定値に与える影響
（喫煙と心筋梗塞に関する仮想データ）

	患者群	対照群	計
回答率100%			
喫煙者	100	200	300
非喫煙者	100	400	500
計	200	600	800
	オッズ比＝2.00		
喫煙群の回答率60%			
喫煙群	60	120	180
非喫煙群	100	400	500
計	160	520	680
	オッズ比＝2.00		
対照群の喫煙者の回答率60%			
喫煙者	100	120	220
非喫煙者	100	400	500
計	200	520	720
	オッズ比＝3.33		

め，同様に選択バイアスが生じてしまう（自己選択バイアス）．

4.1.2 情報バイアス (information bias)

情報バイアスは疾病や曝露要因の情報が正しく得られないときに生じるバイアスである．例えば，研究で用いる情報が記憶に基づき，その思い出しによる情報が不正確な場合には，情報バイアスの一つであるリコールバイアス(recall bias)が生じる．また，面接法によって情報を得るとき，調査員の面接方法や質問内容が対象者によって異なった場合に面接者バイアス（interviewer bias）が生じる可能性がある．

このような情報に基づいて疾病や曝露を誤って分類することを誤分類（misclassification）というが，それが偶然によるものか，系統的なものかを考えることはバイアスの影響を検討するのに役立つ．理解しやすいように2×2分割表で考えてみよう．表4.2に示すように，誤分類がない場合は低活動群が冠動脈疾患を発症するオッズ比は3.0である．もし，対照群でかつ低活動群に属する者のうち20%を運動群と誤分類したとすると，オッズ比は4.0と過大に見積もられる．逆に，運動群に属する者のうち20%を低活動群と誤って分類した

表4.2 特異的誤分類が推定値に与える影響
（運動と冠動脈疾患に関する仮想データ）

	患者群	対照群	計
誤分類なし			
低活動群	100	200	300
運動群	100	600	700
計	200	800	1,000
	オッズ比＝3.00		
対照群において低活動群の20%を運動群に誤分類			
低活動群	100	160	260
運動群	100	640	740
計	200	800	1,000
	オッズ比＝4.00		
対照群において運動群の20%を低活動群に誤分類			
低活動群	100	320	420
運動群	100	480	580
計	200	800	1,000
	オッズ比＝1.50		

とすると，オッズ比は1.5と過小に見積もられてしまう．このように群（ここでは患者群と対照群）によって誤分類の起きる割合が異なる場合を特異的誤分類（differential misclassification）と呼び，関連を強める方向にも，弱める方向にも偏る可能性がある．

どの群でも同じ割合で誤分類が起きる場合を非特異的誤分類（nondifferential misclassification）と呼び，関連を過小評価する方向に偏る（相対危険度やオッズ比が1に近づく）．**表 4.3** を例に考えてみよう．誤分類がない場合は，オッズ比は 3.0 であるが，誤分類の程度によって 2.67，2.25，1.86 と過小に見積もられてしまうことがわかる．

ここでは曝露情報が 2 値の場合についてのみ考えたが，実際の研究では曝露情報はいくつかのカテゴリーに分類されることが多く，その場合は非特異的誤分類が存在していても，結果が過小評価だけでなく過大評価されることもありうる．なお，診断の誤分類があった場合にも，曝露の誤分類と同様，結果に影

表 4.3 非特異的誤分類が推定値に与える影響
（運動と冠動脈疾患に関する仮想データ）

	患者群（罹患者）	対照群
誤分類なし		
低活動群	300	400
運動群	100	400
計	400	800
	オッズ比＝3.00	
運動群の20%を低活動群に誤分類		
低活動群	320	480
運動群	80	320
計	400	800
	オッズ比＝2.67	
低活動群の20%を運動群に誤分類		
低活動群	240	320
運動群	160	480
計	400	800
	オッズ比＝2.25	
運動群の20%を低活動群に，低活動群の20%を活動群に誤分類		
低活動群	260	400
運動群	140	400
計	400	800
	オッズ比＝1.86	

響を与えてしまう．

4.1.3 バイアスへの対処法

バイアスへの対処法としては，比較する両群（曝露群と非曝露群，あるいは患者群と対照群）に対して同一条件で，すなわち同じ方法，同じ基準で曝露情報または結果（罹患，死亡など）の情報を得るようにすることが原則である．疾病の診断を曝露群，非曝露群とも同一の医師によって行ったり，面接所要時間を記入し，比較群間で面接時間に差がないようにするのも，バイアスを防ぐためである．また，制限はあるが，記憶や意識によって左右される情報をできるだけ避けて，客観的な情報を得るようにすることも大切である．

いずれにせよ，バイアスを避けるには計画の立案から対象者選択，情報収集に至るまでの各段階において，バイアスが起こりうる状況を常に考えながら注意深く研究を進めていく以外にない．もし仮に研究が終了した段階でバイアスの存在が疑われた場合は，その可能性を明示するとともに，結果が過大に評価されているのか，あるいは過小に評価されているのかを検討することが必要である．

4.2 交絡因子とその補正

4.2.1 交絡因子とは

表4.4は肺がん患者と対照群を喫煙歴によって分けた2×2分割表である．全体でオッズ比を算出してみると1.0となり，喫煙と肺がんには関連がないという結果となった．喫煙は肺がんの原因の一つであり，通常，このような結果は得られそうにない．しかし，ここに結果を歪める第三の要因が存在していたらどうだろうか．ここで，対象者を年齢によって2群に分け，さらに解析を加えてみる．すると，65歳未満ではオッズ比が2.50，65歳以上でも1.67と，どの年齢層でも喫煙群は非喫煙群に比べ肺がんに罹るリスクが高いことが示された．この場合，年齢は喫煙と肺がんとの関連を歪めている交絡因子ということになる（図4.2）．

表 4.4 喫煙と肺がんに関する患者対照研究で年齢が交絡因子となっている例

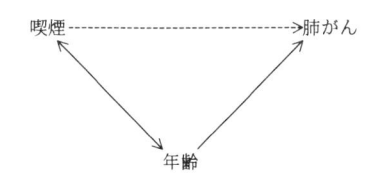

	肺がん患者群	対照群	計
全体			
喫煙群	100	100	200
非喫煙群	100	100	200
計	200	200	400
	オッズ比＝1.00		
65歳未満			
喫煙群	50	80	130
非喫煙群	10	40	50
計	60	120	180
	オッズ比＝$(50\times40)/(80\times10)=2.50$		
65歳以上			
喫煙群	50	20	70
非喫煙群	90	60	150
計	140	80	220
	オッズ比＝$(50\times60)/(20\times90)=1.67$		

図 4.2 年齢が交絡因子となっている場合

上記の例からわかるように，交絡因子とは，研究で明らかにしたいある要因と疾病との関連を歪める第三の因子である（図 4.3）．実線の片矢印はリスクファクターを，両矢印は統計的関連を示している．交絡因子もバイアスと同様，結果を歪めるものであるが，研究計画の段階，あるいは解析時の段階で考慮すれば，補正（調整）することが可能である．

交絡因子の条件として，以下の三つがあげられる．これらの条件を満たしていなければ，交絡因子としては扱わない（図 4.4）．
(1) 交絡因子は研究対象とする疾病のリスクファクターでなければならない．
(2) 交絡因子は研究対象とする曝露要因と関連していなければならない．
(3) 交絡因子は疾病あるいは曝露要因から影響を受ける因子であってはなら

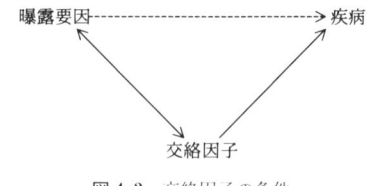

図4.3　交絡因子の条件

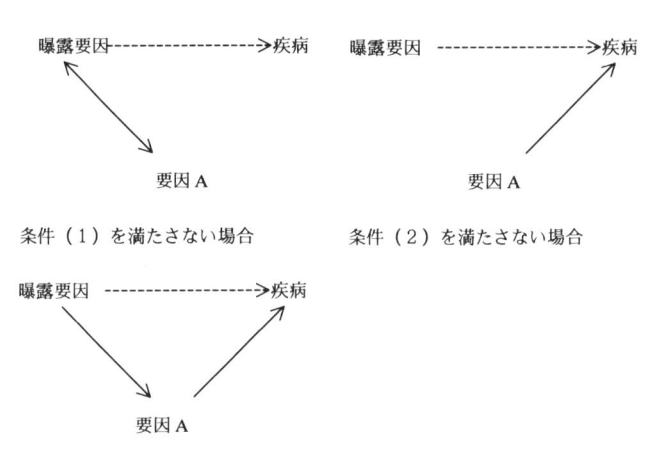

図4.4　要因Aが交絡因子の3条件を満たさない場合

ない．

　疾病のリスクファクターとしてすでに確定している要因，あるいは疑われている要因は交絡因子となる可能性が大きいため，その影響を取り除くような研究デザイン（研究方法，手順）を採用するか，または解析時に補正できるよう，調査時に必ずその情報を得ておかなければならない．

4.2.2　交絡因子の補正

　交絡因子の影響を除く，あるいは抑える方法として，研究をデザインする段階では，(1)対象集団の制限，(2)マッチング，(3)無作為割り付けがあり，解析の段階では(4)層化，(5)統計モデルを用いた方法がある．また，これらに加え第3章で解説した標準化も交絡因子を補正するための一つの方法といえる．

(1) 対象集団の制限（restriction）

これは最も単純かつ明快な方法で，性や年齢など，明らかに交絡因子となりそうな要因があるときには，あらかじめ対象集団をその要因に基づき制限しておく．例えば，飲酒と心疾患に関する研究では喫煙は交絡因子となるが，非喫煙者のみを研究対象者とすれば，喫煙の影響を考える必要はなくなる．ただし集団を制限することによって，もととなる集団が小さくなり，必要な研究対象者数を確保することが困難になる可能性がある．また，もし曝露要因と交絡因子の間に交互作用が存在している場合，それを評価することが不可能となる．さらに，得られた結果の一般化（generalizability）の問題も出てくる．例えば，対象集団を20～65歳の非喫煙者男性とした場合，その研究結果を他の集団に適用するには慎重を要する．

(2) マッチング（matching）

マッチングの目的は，研究対象者を選定する際，曝露群と非曝露群，あるいは患者群と対照群など，比較する群間で交絡因子として疑われている要因の分布をそろえることである．例えば性や年齢，居住地域，職業などが交絡因子として疑われる場合，それらの要因を比較群間でマッチングすることによって，交絡を抑えることができる．また，測定が困難な交絡因子の影響をマッチングによって取り除けることもある．例として，家庭的要因や遺伝的要因の影響を取り除くために，兄弟（双子），親子でマッチングする場合などが考えられる．

マッチングには，個人を対応させる個人マッチング（individual matching, pair matching）と，対応させない頻度マッチング（frequency matching）があり，それぞれ解析法が異なる．

個人マッチングの方法として，キャリパーマッチングやカテゴリーマッチングがある．例えば，49歳の患者に対して年齢をマッチさせた対照者を選定するとき，年齢差を±2歳としたキャリパーマッチングであれば，47～51歳の者から対照者を選ぶ．また，カテゴリーマッチングであれば，年齢階級を5歳ごとに区切る場合は45～49歳の者から，10歳ごとに区切る場合は40～49歳の者から対照者を選択する．個人マッチングを行ったデータの解析には，マッチングを考慮した解析法を用いる必要がある．

頻度マッチングでは，比較する群どうしをそれぞれ独立した群として扱うため，どの患者がどの対照者と個人的に対応しているか（ペアであるか）ということに関しては考慮しない．例えば，患者群の年齢分布が40歳代が30％，50歳代が50％，60歳代が20％だとすると，対照群でも同様の年齢分布になるように設定する．頻度マッチングを用いた場合は，マッチングを考慮した解析法を用いる必要はない．

(3) 無作為割り付け（random allocation）

介入研究であれば，無作為割り付けをすることによって，比較群間で曝露要因以外の要因をそろえることが可能となる（第9章参照）．

(4) 層化（stratification）

データ解析の段階で交絡因子の影響を除く基本的な方法である．例えば，喫煙と肺がんに関する研究で年齢が交絡因子であるとき，65歳以上と65歳未満，あるいは10歳階級別，5歳階級別などのように層別し，各層ごとに解析を行えばよい．また，それらを併合した値を求めることができる（第11章参照）．

層化の欠点としては，一度に扱える要因の数が少ないという点があげられる．例えば，喫煙と肺がんに関する研究で，年齢，性，居住地域，職業などの要因を補正しようと考えたとする．この場合，層の数が非常に多くなるため，一つの層に含まれる対象者数が少なくなり，解析が不可能になってしまう．逆に，層の数を少なくしようとして一つの層の階級幅を広く取りすぎると，今度は交絡因子の影響を十分に取り除けなくなる．また，すべての層で同様の結果が得られればよいが，層によって結果が異なるとその解釈は困難になる．

(5) 統計モデルの当てはめ（statistical modeling）

疾病への罹患や死亡などを従属変数（応答変数），曝露や交絡因子を独立変数（説明変数）とし，これら各要因の関係を統計的なモデルに基づいて評価する方法である．よく用いられる手法として，重回帰モデル，ロジスティック回帰モデル，分散分析，共分散分析，Cox比例ハザードモデル，Poisson回帰モデルなどがあげられる．このようなモデル化の利点は，多くの交絡因子の影響を同時に補正できることである．最近ではコンピュータの機能の向上とともに，SAS，GLIM，S，SPSSなどの統計解析ソフトの充実によって，上記のような複雑な

解析手法が簡単に行えるようになった．いずれにせよ，用いる統計モデルが研究データに適合しているのかどうかを十分に検討することと，出てきた結果を正しく解釈することが重要である．解析法の詳細については第12章で述べる．

5. 疫学研究のデザイン

研究を実施する場合,その目的に応じた研究デザインを用いなければならない.研究デザインとは研究の枠組みであり,どのようなデザインを用いるかによって,対象者の選択,データの収集方法から解析方法まで決まってくる.

5.1 疫学研究デザインの分類

疫学研究のデザインは,さまざまな視点から多くのタイプに分類される.大きく二つに分類すると,観察研究(observational study)と介入研究(intervention study)に分けられる(**表 5.1**).観察研究は,曝露要因と健康事象との関係を観察のみによって明らかにしようとする研究方法である.一方,調査対象者に対して,ある要因を人為的に加えたり取り除いたりすることによって,健康事象との関係を明らかにしようとする研究方法が介入研究である.エイズを例にとると,研究者がエイズ患者の生活や実施されている治療に介入することなく,研究対象者の経験や起こってくる事象を記録して比較していく場合は観

表 5.1 疫学研究デザインの分類

研究デザイン	研究対象
1. 観察研究(observational study)	
1)記述的研究(descriptive study)	
2)分析的研究(analytic study)	
①コーホート研究(cohort study)	個人
②患者対照研究(case-control study)	個人
③横断研究(cross-sectional study)	個人
④生態学的研究(ecologic study)	集団
2. 介入研究(intervention study)	
①臨床試験(clinical trial)	個人(患者)
②野外試験(field trial)	個人(健常者)
③地域介入試験(community intervention trial)	集団(地域)

察研究である．また，新しく開発されたエイズ治療薬の効果をみるために，エイズ患者を2群に分け，一方の群には新しい治療薬を，他の群には従来の治療薬を投与し，その後の治療効果を比較する場合が介入研究である．観察研究は非実験研究（nonexperimental study），介入研究は実験研究（experimental study）とも呼ばれる．

研究の方法を時間的な視点から分類すると，横断研究（cross-sectional study）と縦断研究（longitudinal study）に分けられる．横断研究はある一時点における要因と健康事象との関係を検討する研究であり，原因と結果の時間的関係を考慮した研究が縦断研究である．

横断研究では曝露と健康事象の情報を同時に得るため，すぐに結論を出せるという利点がある．しかし，横断研究では曝露が結果に先行しているという情報を得られず，曝露と健康事象の間の因果関係について評価することができない．また，研究対象集団の曝露状況や健康事象，人口がある時点で大きく変わってしまうような場合には，注意が必要である．横断研究は，人種や経済状態，血液型というような変動しにくい特性を曝露とする調査に有用である（第6章参照）．

縦断研究は前向き研究（prospective study）と後ろ向き研究（retrospective study）とに分けられる．前向き研究は研究開始時点より未来に向かって事象を観察する方法であり，後ろ向き研究は過去の記憶や資料をもとに，曝露状態を調べるか，またはそれらをもとに，事象を観察する方法である．介入研究は，対象者にある条件を与えてその後の経過を見るものであり，介入研究もまた前向き研究である．

研究の対象となるのが個人か集団かという視点でも分類することができる．個人を対象とした研究方法は，同じ人物に対して曝露要因と結果の情報を収集するが，集団の場合は，集団を代表する要因と結果を収集する．個人の喫煙歴を調査し，各個人の肺がん発症状況を調べるのは前者であり，地域単位の喫煙率と肺がん罹患率との関連を検討するのは後者である．集団を対象とした研究としては，観察研究では生態学的研究，介入研究では地域介入試験がある．

5.2 観察研究

観察研究は記述的研究（descriptive study）と分析的研究（analytic study）に分けられる．記述的研究は，健康事象について集団のありのままの状態を観察し，その特性（性・年齢・職業など）や場所，時間について記録する．これには行政資料や調査資料の作成，それらの資料をもとにした比較研究などが含まれる．分析的研究では，曝露要因と健康事象との関連を確かめ，その関連性から両者の因果関係を推測する．分析的研究には生態学的研究，横断研究，患者対照研究，コーホート研究がある．詳細については第6〜8章で述べる．

5.3 介入研究

介入研究には，患者を対象とする臨床試験（clinical trial），地域内の健康な個人を対象とする野外試験（field trial），地域全体を対象とする地域介入試験（community intervention trial）などがある．

介入研究のうち，臨床試験は，患者を対象に行われる．前述したようにエイズ患者を例にとると，患者を2群に分け，一方には新しい治療薬を，他の群には従来の治療薬を投与し，その後の2群の治療効果を比較する研究方法は臨床試験である．

野外試験は，一般健康住民を対象者として扱うという点で，臨床試験と異なる．予防効果を明らかにするためにポリオワクチンを投与した群と，プラシーボ（偽薬）を投与した群との間で小児マヒの罹患率を比較する研究は，野外試験である．

地域介入試験は，野外試験と同様，一般健康住民を対象としている．野外試験の介入が個人単位であったのに対し，地域介入試験は地域単位で介入を行う．ある地域の水道水にフッ素を混ぜ，対照地域との間でう歯の発生率を比較する研究は地域介入試験である．

介入研究では要因を人為的に加えたり，取り除くことができるので因果関係を立証するのに最も適している．これをより精度高く実現するために，無作為

割り付け (random allocation), 無作為化 (randomization), マスキング (masking) などの概念を用いる. 介入研究に関しては第 9 章で詳しく述べる.

III. 疫学研究の実際

6. 記述的研究，生態学的研究，横断研究

　本章では記述的研究，生態学的研究，横断研究について紹介する．これらの研究は比較的費用がかからず，研究を実施しやすいという共通の利点がある．これらの研究は，患者対照研究やコーホート研究に比べ因果関係を推論するには不十分な点があるものの，因果関係を解明する際の重要な手がかりとなるとともに，有用な行政資料として利用される．

6.1 記述的研究

　記述的研究（descriptive study）とは，対象集団における疾病などの健康事象に関する状況を記述する研究である．例えば，発病している人々にはどのような特徴があるのか，その疾病は増加しているのか，どこに多いのかなどを示すことを目的とする．記述的研究は，リスクファクターと健康事象との関連についての仮説検証を目的としない．

　記述的研究は疫学研究の初期段階として位置づけられることがある．例えば，記述的研究によって特定の職種に肺炎が多いことが明らかになった場合，その職種と肺炎との関連が疑われる．記述的研究は曝露と疾病の関連性やその強さについて検討する研究ではないが，その結果はリスクファクターを探索したり因果関係の仮説を立てるきっかけとなり，分析的研究を実施するために必要な事前情報となる．

　記述的研究はその目的によって大きく二つに分けることができる．一つは行

政資料や調査資料の作成を中心としたものであり，多くの国で各保健機関によって行われている．保健所や健康センターなどで実施される検診や健康指導の参加者の健康状態を記述する場合や，医療サービスの計画や保健政策などの資料として状況把握を目的とするような場合なども，この記述的研究の一つである．もう一方は，行政資料や調査資料をもとに行う研究であり，二次的な記述的研究であるといえる．各国の死亡統計を集計し比較する研究や，毎年行われる調査の結果比較などがこの研究型に含まれる．

6.1.1 記述的研究の例

図 6.1 は脳血管疾患の死亡率によって各都道府県を色分けした地図である．このように健康指標によって色分けした地図を疾病地図（disease map）と呼ぶ．死亡指標に基づいて疾病地図を作製した場合死亡地図ということもある．疾病地図を用いた記述的研究については 6.1.3 項で述べる．この疾病地図からわが国では脳血管疾患が東北地方に多いことが示されている．

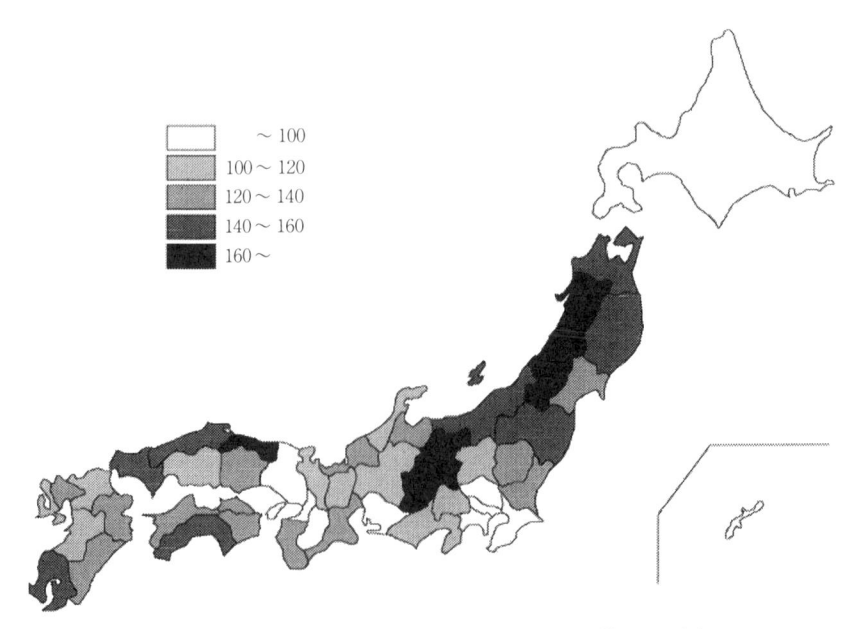

図 6.1 都道府県別の脳血管疾患死亡率（人口 10 万人対，1990 年）

表6.1 ある骨粗鬆症検診参加者の個人特性

特性	範囲	人数	%
年齢（歳）	40～49	435	25.5
	50～59	700	41.1
	60～69	471	27.7
	70～	97	5.7
居住地	A地区	315	18.4
	B地区	385	22.5
	C地区	567	33.2
	D地区	442	25.9
身長（cm）	～139	20	1.2
	140～149	498	27.8
	150～159	1,009	48.9
	160～	176	22.1
体重（kg）	～39	22	1.3
	40～49	473	27.8
	50～59	832	48.8
	60～69	330	19.4
	70～	46	2.7
BMI（kg/m²）	～19.0	111	6.5
	19.1～22.9	746	43.8
	23.0～26.3	577	33.9
	26.4～	269	15.8
骨密度（ΣGS/D）	～2.3	460	27.0
	2.3～	1,243	73.0

表6.1は骨粗鬆症検診に参加した女性の個人特性についてまとめた表である．年齢階級や骨密度によって層別した場合はさらに詳しく特性を示すことができ，分析的研究に必要な情報を提供することができる．また，他の検診や他年度の結果と比較することで，この骨粗鬆症検診受診者の特性がより明らかになり，検診計画の修正など行政資料として役立てることができる．

図6.2は4か国における大腸がんの年齢調整死亡率の経時変化を示したものである．男性では，日本とオーストラリアの死亡率が上昇し，フランスは高い死亡率を，チリは低い死亡率を保っていることがわかる．女性では，日本が増加傾向にあり，オーストラリアおよびチリでは増減が見られず，フランスは減少傾向にあるように見える．日本は男女とも増加傾向にあり，高度経済成長期と時期を同じくしているようにも見える．ただし，これらの地域差には，診断技術や診断基準，調査方法の差など，実際の死亡率以外の影響も含まれている

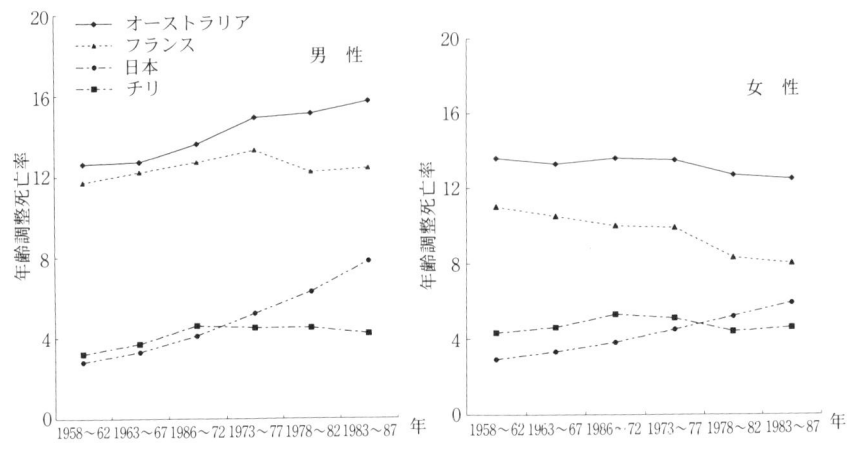

図 6.2 1958年から1987年までの大腸がんの年齢調整死亡率（人口10万人対）

ことを考慮しなければならない．

6.1.2 個人特性に関する分布の記述

　個人特性とは，各個人がもつ生物的または社会的な特徴である．記述的研究で扱われる個人特性のうち，性と年齢は最も基本的な特性である．なぜなら，健康事象の多くは性や年齢によって異なるためである．次に重要な特性は人種・民族で，これらは環境要因や遺伝要因と強く関わっている．とくに多民族国家で行われる記述的研究では，必ず検討項目の一つに含まれている．人種とは，一般に黄色人種，黒色人種，白色人種の3種に大別される集団のことであり，民族とは人種よりも細かい身体的特徴や，歴史的背景および言語などの文化的背景によって分類される集団を指す．他にも検討すべき重要な個人特性として，職業や宗教，環境状況や社会経済状態などがある．

6.1.3 空間特性に関する記述

　空間特性とは地理的な分布に現れる特徴のことである．空間特性について記述する主な目的は，疾病の多発地域を示すことである．多発地域が見出された場合，その疾病には地域集積性 (disease cluster) があるという．地域集積性の規模は，国，地方などの広い範囲から数十メートルの範囲までさまざまである．

空間特性を記述する場合，国，県，市町村などの行政区分に基づくことが多い．これは，死亡率を算出する際に必要な死亡数や人口は行政区ごとに公表されていることが多いからである．しかし行政区分に基づいた方法には，各行政区の面積による錯覚や慣習的な地域割りの影響を受けやすいなどの問題がある．これらの問題を解決する方法としてメッシュ法がある．メッシュとは「網の目」の意味で，行政管理庁作成の標準地域メッシュを用いると，疾病分布を細かく表現することができる．しかし，メッシュ法には各測定地点における疾病情報を入手することが難しいという欠点がある．

6.1.4 時間特性に関する記述

時間特性とは，健康事象が発生している時期や期間に現れる特性のことである．時間特性を示すためには，図6.2のように縦軸に死亡率や発生率などの指標をとり，横軸には時間をとって示す方法が一般的である．特定の時期に多発していることが明らかになった場合，その疾患には時間集積性（time cluster）があるという．時間特性は，一般に長期変動，周期変動，爆発流行，連鎖状流行に分類される．

1） 長期変動

健康事象が数年から数十年の長期間にわたって特徴づけられる場合，長期変動（secular trend）があるという．図6.2では，日本における大腸がんが1950年から増加傾向にあり，長期変動の一つの例としてあげることができる．長期変動の傾向がわかれば，将来予測も可能である．

2） 周期変動

周期変動（cyclic trend）とは特定の周期で生じる変動をいう．周期変動の例として麻疹やインフルエンザがあげられる．変動が月または季節単位で生じる場合をとくに季節変動（seasonal trend）といい，年単位で生じる周期変動と区別することがある．日本のように四季のある国では季節変動を生じることが多い．しかし，衛生面の改善や冷暖房の普及により，季節変動に変化が生じている疾病もある．

3） 爆発流行

爆発流行（explosive epidemic）とは，多くの人に短時間に生じる一時的な健康事象の増加を指す．流行規模は集団食中毒などの小集団から，大気汚染による気管支炎の流行のように広範囲に及ぶものがある．爆発流行の範囲が広い場合は，狭い場合に比べ流行期間が長くても爆発流行と表現される．

4） 連鎖状流行

連鎖状流行（chain epidemic）とは，ある患者から複数の人に感染し，さらに感染が繰り返されて増幅していく状態を称している．時間区分を広くとると爆発流行と見なすこともできる．連鎖状流行を国単位で見出すこともできる．インフルエンザの世界的な流行の拡大などは，広い範囲で数か月の単位で連鎖状流行している例としてあげられる．

6.1.5 記述的研究で利用する資料

記述的研究で利用する資料として，国勢調査，患者調査，国民栄養調査，国民生活基礎調査，学校保健統計，人口動態統計調査，人口静態統計調査，人口動態社会経済面調査があり，その他にも住民基本台帳に基づく全国人口・世帯数，住民基本台帳人口移動報告および出入国管理統計による出入国者数がある．各調査方法は共通ではないため，同時に使用する場合は対象者の抽出法などの差に注意する．

市町村別の標準化死亡比を算出することを考えてみよう．このためには，市町村・性・年齢階級・部位別死亡数の資料が必要であり，これらの資料を入手するには，都道府県庁の保健資料担当課や厚生省の統計資料室などが利用できる．直接赴きデータを複写するか CD-ROM を利用する．しかし，公開されている情報よりも詳しい資料を得ようとすると，情報の機密性により制約を受ける場合が多い．最近はがん登録をはじめとする登録システムの整備が進んでおり，研究資料を入手するための情報源として期待されている．

疾病の診断基準は，国際疾病分類（ICD）が一般的である．医学の進歩に適応するように約10年ごとに改正されている．1979年から1994年までICD-9が用いられてきたが，1995年からはICD-10へ修正された．これを受けて厚生省

は1995年以降の人口動態統計をICD-10に基づいた分類に変更している．ICDの変更時期をまたいだ研究を実施する際は，変更前後に分けて検討するか，分類基準を統一する必要がある．

6.2 生態学的研究

生態学的研究（ecologic study）とは，リスクファクターと健康事象との関連について検討する疫学研究の一つであり，分析する資料や対象が個人単位ではなく，地域または集団単位である研究を指す．疫学研究で用いられる生態学的という言葉は「集団単位の特性に注目した」という意味であり，生物学で用いられる「ある地域に住む生物および非生物の物質循環に注目してとらえた系」という「生態学」とは異なる．社会医学領域には生物学的な「生態学」の視点から，人間が生活を営む環境系に着目し，人間の疾病を検討する人類生態学（human ecology）という領域もある．

生態学的研究の目的は，集団特性と健康事象との生態学的関連を示すことである．生態学的研究は相関係数を用いて検討することが多く，相関研究（correlational study）と呼ばれることもある．生態学的研究は疾病と関連する要因を広い視野で探索しているともいえる．生態学的研究は既存の行政資料を用いることが多く，費用が比較的かからないという特徴がある．そのため，特定の原因が明らかになっていない疾病を研究する場合に実施されることが多い．また，文化や民族，気候などの分布と健康事象との関連などを検討する場合にも用いられる．一方，生態学的研究で示唆された結果を個人単位に置き換えて検討する場合，個人単位で理解することが困難であったり，誤った推論を導くことがある．この点については6.2.2で説明する．生態学的研究は個人単位の因果関係について示唆できる情報が少ないため，従来の概念では，疫学的仮説を検討するための初期段階として考えられた．しかし地域住民全体などの集団単位の健康事象や公衆衛生的指導を評価する場合は生態学的研究が適しており，新しい概念として生態学的研究の疫学的有効性を積極的に評価する考え方もある（図6.3）．

a) 従来の概念

生態学的研究 → 患者対照研究 → コーホート研究 → 介入研究 ⇒ 疫学的結論および提言

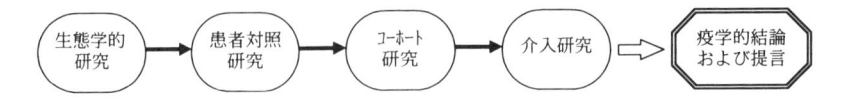

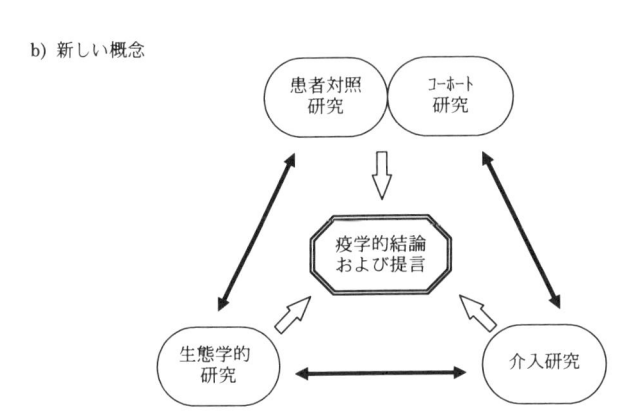

b) 新しい概念

患者対照研究・コーホート研究 ⇒ 疫学的結論および提言 ← 生態学的研究・介入研究

図 6.3　疫学的結論および提言までの流れにおける生態学的研究の位置づけ

6.2.1　生態学的研究の例

表 6.2 はタイにおける肝細胞がんと胆管細胞がんの発症比と，それぞれのリスクファクターとの相関係数についてまとめたものである．胆管細胞がんとその原因として考えられている肝吸虫の抗体陽性割合との相関係数は 0.98（$p=0.004$）ときわめて高く，統計学的検定でも有意であり，タイの胆管細胞がんと

表 6.2　タイにおける肝細胞がんおよび胆管細胞がんのリスクファクターとその発症比との相関係数

要因	発症比との相関係数	
	肝細胞がん	胆管細胞がん
肝吸虫虫卵検出割合	0.02　（$p=0.96$）	0.53　（$p=0.35$）
肝吸虫抗体陽性割合	−0.37　（$p=0.54$）	0.98　（$p=0.01$）
B 型肝炎感染割合	−0.63　（$p=0.25$）	0.04　（$p=0.95$）
B 型肝炎保菌者	−0.45　（$p=0.44$）	0.27　（$p=0.66$）
血清中アフラトキシン	−0.75　（$p=0.14$）	−0.03　（$p=0.96$）
尿中アフラトキシン	−0.64　（$p=0.25$）	0.17　（$p=0.78$）

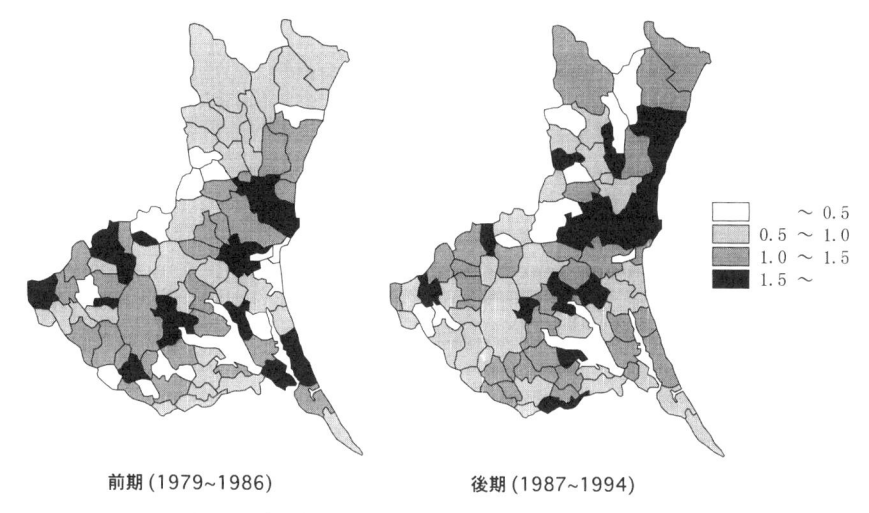

前期 (1979~1986)　　　後期 (1987~1994)

図 6.4　茨城県における乳がんの SMR に基づいた疾病地図

凡例：～0.5／0.5～1.0／1.0～1.5／1.5～

肝吸虫感染との関連は地域と密接であることが示されている．肝吸虫に感染している川魚を熱処理せずに食べるという食生活が発がんと関連していることをふまえると，文化的な要因が胆管細胞がんの地域集積に影響を与えていると考えられる．肝細胞がんとそのリスクファクターである B 型肝炎との相関係数は，統計学的に有意であると認められなかった．これは肝細胞がんと B 型肝炎の関連は，地域差が小さかったためと考えられる．この例のように地域特性に多様性がある場合，生態学的関連が現れる．

図 6.4 は茨城県における乳がんの SMR に基づいて作成した疾病地図である．二期に分けて検討し，死亡率の地域分布と経年変化に注目した研究である．地域別に検討する場合，年齢構成の違いを調整する必要がある．ここでは年齢調整の方法として SMR を用いている．また，地域比較を行う際には専門医の分布の影響を受けることがあるので注意が必要である．

6.2.2　生態学的研究における因果推論

生態学的研究から個人単位の因果関係について推論することは困難なことが多い．例として，ある疾患の各市町村別死亡率と水道普及率との間に負の相関が示された生態学的研究を考える．この結果から各市町村レベルの死亡率は水

道普及率が低い地域ほど高いと推論したとする．この推論レベルは生態学的であり，資料とレベルが一致しているため適切である．一方，この結果から水道水を利用しない人の死亡する危険性が高いと推論することは誤りである．それは各個人が利用する飲料水の危険性について検討した研究ではないためである．さらに，水道普及率の低い地域の水道水に原因が内在している可能性も考えられる．この推論の誤りは，資料と推論のレベルが一致していないためであり，生態的錯誤（ecologic fallacy）と呼ばれる．個人レベルでの関連を検討するには，実際に使用している飲料水中の混入物質などについて個人単位で調査しなければならない．生態学的研究とは個人単位よりも集団単位における効果や関連を検討するための方法であり，生態学的研究における推論が個人単位で当てはまるかどうかについては，あらためて個人ごとに調査した資料を用いた疫学研究を実施する必要がある．

この研究例は横断的な生態学的研究であるため，各地域の水道普及率をあげれば死亡率が減少するという縦断的推測はできない．縦断的推測を生態学的研究から行うためには，水道普及率と死亡率の縦断的変化を追跡する生態学的研究を実施することが必要である．横断研究における推測の制限については，6.3.2 を参照されたい．

6.2.3 生態学的研究における交絡因子の調整

生態学的研究では交絡因子の調整が難しい．個人単位での交絡因子に対する生態学的指標を得ることが難しいことや，生態学的単位での交絡因子が不明確であることなど，調整に必要な資料が得にくいからである．このような制限の中で，性や年齢は生態学的研究で一般的に調整される交絡因子としてあげることができる．それは，交絡因子として一般的に認められているうえに，多くの行政資料や調査結果が性や年齢ごとにまとめられており，生態学的指標として利用しやすいためである．とくに市町村などの行政区を単位に検討する生態学的研究の場合，年齢構成の違いが重要な問題になる．高齢者の多い行政区は死亡率などが高くなることが予想される．年齢以外の項目との関連について検討する場合，年齢構成の違いを取り除いて検討することが必要である．これらの

交絡を調整する方法として，性別に解析する方法や，年齢調整死亡率や標準化死亡比などが用いられる．これらの方法については3.5節を参照されたい．

年齢構成以外にも人口の規模の違いも重要な問題となる．とくに稀な疾患の場合，人口の少ない地域は偶然誤差の影響を受けやすく，死亡率が平均から大きくはずれていることがある．この影響を調節する方法として，経験的ベイズ理論や平滑化理論を用いることがある．

また，地域間の社会経済的格差や，時代による社会経済の変化が大きい場合は，その影響を取り除いて検討しなければならない．さらに，調査期間が長期にわたる場合，診断基準や治療技術の進歩による影響も考慮しなければならない．

6.3 横断研究

横断研究（cross-sectional study）とは，リスクファクターと健康事象を同時に調べる研究である．横断研究では調査時に疾病に罹っている者の割合（有病割合）を算出して検討することが多く，有病割合研究（prevalence study）とも呼ばれる．横断研究は研究期間を短く設定できることから，調査を比較的簡単に実施でき，費用を抑えることができるという長所がある．そのため，多くの対象者を扱うことができ，結果の安定性を得ることができる．横断研究では，リスクファクターと健康事象との関連に時間的な前後関係が裏付けされないため，因果関係については推論上の制約を伴う．

6.3.1 横断研究の例

表6.3は，骨粗鬆症検診受診者において運動習慣と骨密度との関係について検討している．運動習慣と骨密度との間に有意な関連があることがわかる．

6.3.2 横断研究における推論

しかし，この結果からすぐに，運動習慣には骨密度低下に対する予防効果があるという結論は出せない．その理由は，運動習慣がなかったから骨密度が低

表 6.3 低骨密度と運動習慣との関連（仮想）

調査時の運動習慣	骨密度[#1]		計	オッズ比	95%信頼区間
	低骨密度群	正常骨密度群			
なし	344 (31.8)	739 (68.2)	1,083	1.97	(1.55〜2.50)
あり	115 (19.2)	487 (80.8)	602		
計	459	1,226	1,685		

[#1] 上段：人，下段：(%)

くなったのか，骨密度が低いから運動することができなかったのかを区別できないからである．つまり，横断研究の結果からリスクファクターと疾病との因果関係について得ることができる情報は，コーホート研究や患者対照研究に比べ限られている．

　横断研究では，健康事象との関連が示された要因をリスクファクターと見なしてもよいかどうかが問題となる．原則として健康への影響が現れた後にリスクファクターによる曝露を受けたのでは，原因と見なすことはできない．横断研究はリスクファクターと健康事象の情報を同時に入手するため，健康事象と曝露のどちらが先かデザイン上見分けがつかない．横断研究は時間的変化に関する情報を得られないため，将来予測を行うための資料としても不十分である．

　しかし，研究対象によっては横断研究で示された関連から因果関係について推論できる場合もある．それは調査時の曝露状態が発病以前と変化がない，または変化が少ない曝露要因を扱う横断研究の場合であり，疾病に罹るよりも前に曝露の影響を受けていると見なすことができる場合である．時間による変化のない曝露要因としては人種や遺伝的多型などの先天的要因がある．また，変化の少ない曝露要因として民族や宗教などの伝統的習慣や食生活などの継続的な生活習慣がある．とくに食生活の場合，過去の状況について思い出して調査するよりも，現在の食生活情報を調査するほうが詳細な情報を獲得することができる．しかし，疾病に罹った後の食生活が疾病以前の食生活と異なることもある．変化の少ない曝露要因を扱う場合，過去と現在の曝露状態に変化がないことを確認しておかなければならない．

6.3.3 横断研究に適している疾患

　感染症の流行や食中毒などは，発生経路や予防方法を早急に示唆することが求められるため，研究期間の短い横断研究は有用である．季節変動のある感染症を検討する場合ある一時点だけの横断研究では不十分であり，横断研究を季節ごとに繰り返し実施するか，もしくは縦断研究のほうが適切である．

　一方，慢性疾患について横断研究で検討する場合は，患者の生活が疾患によって制約されてしまうことがあり，罹患後の要因が発病要因よりも強い関連を示す可能性がある．また，慢性疾患でも特定のリスクファクターでは早期に死亡する場合は，そのリスクファクターをもつ者が相対的に少なくなる．その結果，横断研究では関連が低めに評価されてしまう．慢性疾患を対象とした横断研究では，罹患後の要因との関連を検討しているという側面もある．

7. 患者対照研究

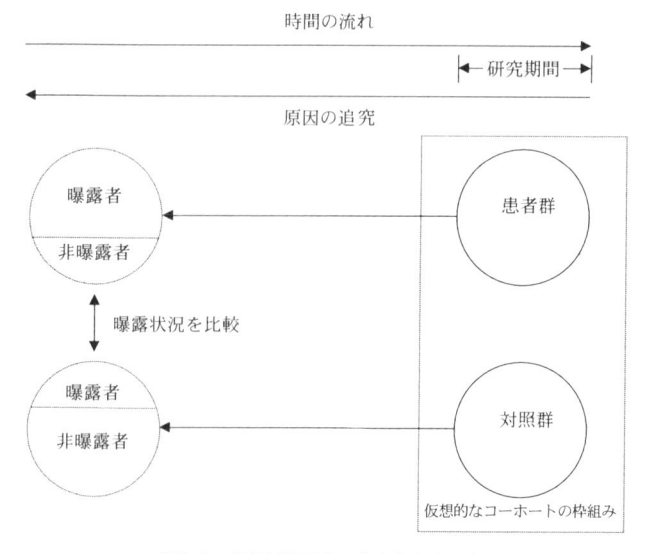

7.1 患者対照研究の基本的な考え方

患者対照研究（case-control study）の目的は，リスクファクターとして疑われている曝露要因と疾病との関連を，疾病に罹った人と罹っていない人の曝露状況を比較することによって明らかにすることである．患者対照研究は症例対照研究，またはケースコントロール研究とも呼ばれる．**図7.1**からわかるように，基本的には疾病の原因を過去にさかのぼって追究していく研究デザインである．

7.2 対象者の設定

研究を計画する際，まずはじめに研究課題の設定，研究対象となる疾病の定

図7.1 患者対照研究の基本的な考え方

義，関心のある曝露の定義が必要であり，それらをふまえたうえで対象者を設定することになる．注意することは，患者および対照者の選択は，曝露状況に依存してはならないということである．これが守られなければ選択バイアスによって偏りのある対象集団を設定してしまうことになる．

7.2.1 患者群の設定

患者群は，対象集団，研究課題および疾病の定義が明確であればおのずと決まってくる．患者対照研究の患者群は，仮に同じ集団でコーホート研究を行った場合の発生群と同一である必要がある．患者群を設定するための情報源としては，地域の疾病登録システム，病院の名簿などが利用される．また，後述するネステッド患者対照研究では，コーホート集団内において発症した患者，あるいは抽出された患者が患者群として設定される．

患者群として，新たに疾病に罹患した患者を設定することは，因果関係を究明するためには重要である．新罹患者を用いることによって，疾病発生後の曝露情報を得てしまうといった誤りをなくすことができる．また，疾病発生後しばらく経った有病者よりも曝露に関する記憶が新しいため，曝露情報の質の劣化を最小限にとどめることができる．患者群として有病者を用いる場合は，その妥当性について検討する必要がある．例えば予後の悪い疾病では，患者群に有病者を用いてはならない．なぜなら，発症から研究開始までの間に死亡する者が出てくるため，設定される患者群は比較的予後のよい患者の集団となってしまうからである．

7.2.2 対照群の選択基準

患者対照研究では対照群の設定とその調査が最も難しく，研究の成否の鍵をにぎるといっても過言ではない．対照群は患者群が選ばれた集団と同じ集団から選択しなければならない．例えば，患者群がある県在住の20歳以上の女性であれば，対照群も同様の集団から選択する．つまり，この集団に属する者が発症した場合は，実際に抽出されるかどうかは別として，概念的には研究の患者群として設定されなければならない．

研究対象として想定する集団は，仮想的な集団でも構わない．例えば，患者群として，ある病院を外来受診し疾病の診断を受けた者を設定する．この場合，別の病院を受診した者は異なった集団に属すると見なし，研究には加えない．対照群は，同じ病院を受診した別の疾病をもつ者，あるいは研究対象の疾患にもし罹患した場合は，その病院を受診するであろうと思われる集団の中から選択される．

7.2.3 対照群の設定

対照群の設定法にはさまざまな方法があり，それぞれ利点，欠点がある．対照群には，患者と同じ医療施設に通っている人々，患者の近隣者，友人，親戚，地域住民から抽出された人々などが設定される．

1） 住民対照 (population-based controls)

もし研究実施の際，住民基本台帳や選挙人名簿などが利用できれば，対照者を一般の地域住民から抽出し，対照群として設定することが可能となる．この方法は得られた結果を一般化しやすいという利点があるが，一般住民の調査への協力を得るのが難しいなどの欠点もある．登録名簿を用いる他に，無作為電話法（random digit dialing）や，患者の近くに住んでいる者を対照者として設定する近隣住民対照（neighborhood controls）などもある．

情報の収集には面接調査法，郵送調査法，電話調査法などが用いられ，どの方法にも長所と短所があるが（第10章参照），いずれにせよ対照群でも患者群と同じ方法を用いなければならない．

2） 病院，医療施設対照 (hospital or clinic-based controls)

患者群と同じ病院や医療施設に入院している，あるいは受診している他の疾病患者を，対照群として設定する方法がある．この方法の長所として，患者群と同質の診療情報が得られるほか，血液生化学検査などの生体に関する詳細な情報が得られる可能性も大きい．また，一般住民に比べ，調査への協力が得やすいという利点もある．しかし，対照者の疾病が関心のある曝露情報と関連している場合は，結果が偏ってしまうため，先行研究などで関連性が示唆されていないことを確認する必要がある．例えば，喫煙と肺がんの関連を研究する場

合，喫煙との関連が明らかになっている疾病（心筋梗塞など）の患者を対照群に加えると，結果は偏ったものとなる．

3） その他の対照

対照群として，患者の友人，親戚，兄弟，親などを設定することがある．これは参加者の協力を得やすいという利点があるが，曝露状況に差がなくなってしまう可能性がある．例えば，患者の家族を対照群に設定した場合，食事に関する曝露情報を得ようとしたとき，食事内容がほとんど変わらず，研究が成り立たないという状況も起こりうる．

7.3 患者対照研究の統計解析

患者対照研究で用いられる解析方法は，研究デザインにマッチングを採用している場合と採用していない場合で異なる．

7.3.1 マッチングしていないデータの解析

マッチングしていない患者対照研究の結果は**表 7.1** のようにまとめられる．ここでは理解しやすいように 2×2 分割表で話を進める．

患者群の中で関心のある要因に曝露している人の割合は表 7.1 より，$a/(a+c)$ で表される．同様に，患者群の中で曝露していない人の割合は $c/(a+c)$ で表される．この比を求めてみると $[a/(a+c)]/[c/(a+c)] = a/c$ となる．これを患者群における曝露オッズと呼ぶ．同様に対照群における曝露オッズを求めてみると $[b/(b+d)]/[d/(b+d)] = b/d$ となる．この患者群と対照群における曝露オッズの比は式 (7.1) のように簡単な式で表すことができる．これがオッズ比（odds ratio, ψ）であり，患者対照研究において曝露と疾病との関連

表 7.1 マッチングしていないデータの表示

曝露	患者	対照	計
あり	a	b	$a+b$
なし	c	d	$c+d$
計	$a+c$	$b+d$	$a+b+c+d$

性を示す指標となる．

$$\psi = (a/c)/(b/d) = ad/bc \tag{7.1}$$

また，オッズ比の近似 $100(1-\alpha)\%$ 信頼区間は式 (7.2) で求められる．

$$\psi_L, \psi_U = \psi \exp\left(\pm Z_{\alpha/2} \sqrt{\frac{1}{a} + \frac{1}{b} + \frac{1}{c} + \frac{1}{d}}\right) \tag{7.2}$$

ここで，ψ_L, ψ_U はそれぞれオッズ比の $100(1-\alpha)\%$ 上側信頼限界，下側信頼限界，$Z_{\alpha/2}$ は標準正規分布における上側下側 2.5% 点（例えば，95% 信頼区間を求める場合は 1.96，99% 信頼区間を求める場合は 2.58 となる），a, b, c, d は表 7.1 の各セルの値である．

例）**表 7.2** は女性の喫煙と肺がんに関する患者対照研究で，肺がん患者 108 名，対照群 108 名を選定し，それぞれ喫煙歴について調べている．式 (7.1) よりオッズ比 (ψ) を求めてみると，

$$\psi = (68 \times 59)/(40 \times 49) = 2.05$$

となる．また，95% 信頼区間は式 (7.2) より，

$$\psi_L, \psi_U = 2.05 \times \exp\left(\pm 1.96 \sqrt{\frac{1}{68} + \frac{1}{40} + \frac{1}{49} + \frac{1}{59}}\right)$$
$$= 2.05 \times \exp(\pm 1.96 \times \sqrt{0.07706})$$
$$= 2.05 \times \exp(\pm 0.544)$$

ここで，$\exp(-0.544) = 0.580$，$\exp(0.544) = 1.723$ である．よって，

$$\psi_L = 2.05 \times 0.580 = 1.19, \quad \psi_U = 2.05 \times 1.723 = 3.53$$

となり，喫煙歴のある女性は喫煙歴のない女性に比べ，肺がんにかかるリスクが 2.05 倍で，95% 信頼区間は $(1.19, 3.53)$ という結果が得られる．

ここでは信頼区間の算出法として，Woolf (1955) による近似法を用いたが，他にもいくつかの算出方法があるので, 成書を参照されたい [Breslow and Day

表 7.2 女性の喫煙と肺がんに関する患者対照研究

喫煙歴	患者	対照	計
あり	68	49	117
なし	40	59	99
計	108	108	216

(Doll R, Hill AB (1952) *British Medical Journal* **2** 1271-1286)

(1980), Schlesselman (1982)］. また，Miettinen の方法については第 11 章で紹介する．

7.3.2 マッチングしているデータの解析

ここでは，患者群と対照群を 1：1 マッチングによって設定した患者対照研究を考えてみる．その結果は**表 7.3**のようにまとめられる．一見，表 7.1 と同じように見えるが，表中の各セルの中に入っている記号はそれぞれペア数を示している．セル e, h は曝露に関しては一致しており，結果に対して何ら情報をもたない．よって，解析には f, g のペアのみが用いられ，オッズ比 (ψ) は式 (7.3) で，近似 $100(1-\alpha)\%$ 信頼区間は式 (7.4) を解くことによって求められる．

$$\psi = f/g \tag{7.3}$$

$$\frac{f \cdot \psi_L g - \frac{1}{2}(1+\psi_L)}{\sqrt{(f+g)\psi_L}} = Z_{\alpha/2}$$

$$\frac{f \cdot \psi_U g + \frac{1}{2}(1+\psi_U)}{\sqrt{(f+g)\psi_U}} = -Z_{\alpha/2} \tag{7.4}$$

f, g は表 7.3 の各セルの値である．また，セル f, g のサイズが十分であれば，式 (7.5) でも信頼限界 ψ_L, ψ_U を近似的に求めることができる．

$$\psi_L, \psi_U = \psi \exp\left(\pm Z_{\alpha/2}\sqrt{\frac{1}{f}+\frac{1}{g}}\right) \tag{7.5}$$

表 7.3 マッチングしているデータの表示

患者群	対照群		計
	曝露あり	曝露なし	
曝露あり	e	f	$e+f$
曝露なし	g	h	$g+h$
計	$e+g$	$f+h$	$e+f+g+h$

例） 1980 年，アメリカで細菌性のショックと思われる患者が頻発し，トキシックショック症候群（TSS）と診断された．TSS には黄色ブドウ球菌が関わっていることは明らかであったが，1980 年以前には患者数は少なく，この数年に

表7.4 トキシックショック症候群と
タンポンの継続使用の関連

患者群	対照群		計（ペア）
	曝露あり	曝露なし	
曝露あり	33	9	42
曝露なし	1	1	2
計（ペア）	34	10	44

(Shands KN, et al (1980) *New England Journal of Medicine* **303** 1436–1442)

おける患者数急増の原因究明が急がれた．ほとんどの患者が女性で，しかも月経期間中に発症していたため，タンポン使用との関連が疑われた．表7.4はTSSとタンポンの継続使用に関する患者対照研究の結果である．年齢によってマッチングした患者と対照44ペアを，月経期間中，タンポンを1日中使用しているかどうかで2群に分けて比較している．オッズ比を求めてみると，式 (7.3) より，

$$\phi = 9/1 = 9.0$$

となった．また，95%信頼区間は式 (7.4) より，

$$\frac{9-\phi_L \times 1-\frac{1}{2}(1+\phi_L)}{\sqrt{(9+1)\phi_L}} = 1.96, \quad \frac{9-\phi_U \times 1+\frac{1}{2}(1+\phi_U)}{\sqrt{(9+1)\phi_U}} = -1.96$$

$$8.5 - 1.5\phi_L = 1.96\sqrt{10\phi_L}, \quad 9.5 - 1.5\phi_U = -1.96\sqrt{10\phi_U}$$

$$1.5\phi_L + 6.2\sqrt{\phi_L} - 8.5 = 0, \quad 0.5\phi_U - 6.2\sqrt{\phi_U} - 9.5 = 0$$

この二次式を解くと，95%信頼区間 (1.18, 189.90) が求められる．

このように，継続使用がTSSのリスクとなっていることが示唆された．その後の研究で，細菌が腟内で増殖する要因として，タンポンの継続使用とともに特定メーカーの構造的欠陥などが示された．

7.4 患者対照研究におけるさまざまな研究デザイン

7.4.1 ネステッド患者対照研究 (nested case-control study)

一般的な患者対照研究においては，疾病発症後に情報を得るため，コーホー

ト研究と比べてバイアスの入る可能性が大きい．ネステッド患者対照研究ではこの問題を避け，かつ患者対照研究と同様の効率性を得ることができる．

はじめにコーホート集団を設定し，曝露情報や交絡因子となりうる要因についての情報を得るが，この時点では解析は行わない．このコーホート内で発症した者を患者群として設定し，発症していない者の中から無作為抽出によってその患者とマッチさせ，対照群とする．最終的にはコーホート全員ではなく，患者群と対照群についてのみ解析を行えばよい．この研究デザインは，コーホートのベースライン調査（研究開始時の最初の調査）で得た情報の解析にコストがかかる場合（例えば採取された生体試料の生化学的分析など）は，その費用軽減に有効である．ただし，曝露から疾病発生までの期間を待たなければならないという点は，通常のコーホート研究と変わらず，時間的な効率性を求めることはできない．

7.4.2　患者コーホート研究（case-cohort study）

コーホート研究では興味のある曝露要因と複数の疾病との関係（飲酒とがん，心疾患，脳卒中との関係など）を調べることができる．患者コーホート研究でも，一つのコーホート内で，さまざまな疾病の患者対照研究が可能である．コーホート集団の中から無作為抽出された者をサブコーホートとしてあらかじめ設定し，このサブコーホートに属する者全員と，残りのコーホート内の発症者から情報を収集し，比較する．つまり，コーホート内で発症した者を患者群，あらかじめ設定されたサブコーホートを対照群とし，この2群で曝露状況を比較することになる．

7.5　患者対照研究の長所と短所

患者対照研究は稀な疾病の研究に適している．例えば，卵巣がんのリスクファクターに関するコーホート研究を計画したとしよう．1990年現在の日本における卵巣がんの罹患率は人口10万人当たり8.0人と推定されている．つまり，罹患率が変化しないと仮定して，10万人のコーホート集団を10年間追跡して

も80人の患者しか得ることができない．この点，患者対照研究では必要な対象者数を比較的容易に設定できる．また，潜伏期間の長い疾患の研究に適している．曝露から発生までの時間を待つ必要がなく，すぐに原因の探索，究明に取りかかることができる．これらは研究の経費削減にも関わってくる．また，特定疾患について多くの曝露要因を同時に検討できる．その他，特定地域で発生した急性感染症などの場合，研究が短期間で設定，実施できるため，感染経路や原因の究明などに有用である．

短所としては，一般的な患者対照研究だと，過去の曝露情報は個人の記憶などに頼ることが多く，情報の妥当性の検証が難しい（情報バイアス）．また，対照群の設定によっては結果が真実と大きく食い違ってしまう可能性がある（選択バイアス），稀な曝露には適さない，などがあげられる．この長所と短所はコーホート研究と相補的な関係にある．

以前は，患者対照研究とコーホート研究はまったく別の研究デザインとして考えられていた．だが，近年の疫学理論の発展により，患者対照研究はコーホート研究の枠組みの中で考えられるようになった．したがって，概念的には，どちらの研究デザインでも得られる結果は同じになるはずである．しかし，一般的に患者対照研究はコーホート研究よりも結果の妥当性に乏しいという先入観がある．これは，コーホート研究に比べてバイアスの入る可能性が大きいためであると思われる．しかし，研究計画や実施の段階でバイアスについて十分に考慮し，研究を進めることができれば，患者対照研究でもコーホート研究と比べ遜色のない結果を得ることができる．

患者対照研究は前述したように，基本的に原因を過去にさかのぼって追究していく研究デザインであるため，後ろ向き研究と呼ばれることがある．しかし，研究デザインによっては前向きの患者対照研究もあり，混乱を避けるために患者対照研究＝後ろ向き研究という呼び方は用いないほうがよい．前向き研究，後ろ向き研究という名称は，データの収集時期が疾病発生の前にあるのか後ろにあるのかということを示す場合に用いるのが望ましい．

8. コーホート研究

8.1 コーホート研究とは

　疫学的方法論を整理した MacMahon B ら (1960) は，曝露群・非曝露群という群別のみに基づいて健康事象の発生を調査する研究法を，他の分野で一般的に使用されていたコーホート研究 (cohort study) の語を当てることで，研究法の内容を明示するよう，当初の著書 (1960) に記載している．コーホートとは元来「何らかの基準によって結びつけられた個人の集合」を意味しており，ある要因（仮説上のリスクファクター）への曝露という条件で結びつけられた集団を将来にわたって追跡するものとして，コーホート研究を疫学的な仮説を検証するための重要な手段と考えたものである．したがって追跡研究(follow-up study) と呼ぶこともできる．

　この方法はある要因の曝露・非曝露に基づいて集団を区分する研究法であるため，必ずしも前向き研究であることを意味しない．もし研究開始前に，その予想される結果である健康事象が判別してしまっているなら，これは後ろ向き研究ということになる．このことが生じる場合は，追跡対象となる集団における個人の情報（曝露情報・結果情報など）がすでに記録されており，その記録をもとに研究を行った場合である．コンピュータの普及とともに，健康データのフォロー・アップはごく当たり前のことになり，個人の ID 情報などを含め定型フォームに基づいて記録された個人のデータを使用することは原理的に可能となっている．

　疫学でいうコーホート研究は，健康事象の発生率の研究と考えることもできるが，曝露要因に基づいて比較検討することを前提としているので，少なくとも 2 群以上の発生率の比較を行うことになる．因果関係をめぐる Mill JS の基準によるなら，その 2 群はその要因を除いて等質でなければならず，あるいはサンプリングなどの手段により比較可能であることを保証しなければならな

い．群別に比較するものは発生率そのものであるが，比較のための方法として相対危険度，寄与危険度などの指標が用いられる．

ところで古くから他の分野で行われてきたコーホート研究について述べておくと，人口統計学の分野におけるような人口や死亡などの推移を出生年などから形成されるコーホート間を分析・研究するものであり，この手法が衛生学，生物学，発達心理学，社会学，政治学などの分野において広く応用されてきた．したがってコーホート研究という語には，上述の意味が含まれており，実際，疫学書には，出生年コーホートの分析のような記載もある．本章ではその両者について説明する．

ここでコーホート研究を行うために考慮すべき条件をいくつか述べておこう．

(1) 曝露の定義・評価が明確であるか

曝露の有無あるいはその量に基づいてコーホート集団が選定されるので，曝露の定義・評価を明確にする必要がある．途中で評価法を変えることは避けたい．検証したい曝露要因の測定方法も重要である．例えば喫煙という要因を検証する際，紙巻きタバコ以外に葉巻タバコやパイプタバコなどの常用はどのように扱うか，その混用はどうするか，曝露量としてはどのように規定するか，など検討すべき問題が多い．集団サイズが十分あるなら，コーホートとしては当初から選定条件を厳しくして集団を制限することもできるが，実際には集団サイズの問題から簡単にいかない場合が多い．また制限によって集団が特殊となり，喫煙と疾病という関係を一般化することが難しくなる．

(2) 健康事象の生態が知られているか

生態と書いたが，自然史を含む．疾病に至る経過や予後が不明のときは観察期間を決められず，健康事象の発生率が不明のときは，研究対象となる集団サイズの設定すら困難である．また観察期間内に好発年齢が含まれるのか，そのとき成員がどの程度関与するかも考える必要がある．対象となる曝露要因との関係では，研究を進めるうえで，類似的な関連性が動物実験や他の疫学研究などで示唆されているかどうかも考慮してみる必要があろう．

(3) 曝露要因と結果について用量反応関係を示すことが可能か

曝露要因と結果の両者が単純に有無の関係で表せるならよいが，曝露および結果となる健康事象には量の要素があり，両者の関係が線形であるかあるいは曲線的な関係となるのか検討が必要である．それぞれが量あるいは順位として判別できる簡単な関係として整理できないなら，コーホート研究を開始することが難しい．また，統計処理という方法論の問題も当初から考えておく必要がある．

(4) 交絡因子を調整することが可能か

先に述べたように，コーホート研究は研究対象となる曝露要因とその結果として予想される健康事象との関係を追究するものであるから，因果関係とはいかないまでも直接的な関係であることが望ましい．両者の関係に交絡因子が関与する場合，相対危険度に影響が出ることから，その有無に関して検討することがまず必要である．そして，交絡因子として疑われる要因については，マッチングや集団を制限することによって事前に調整しておくか，解析の時点で統計学的手法によって調整するためにその要因に関する情報を得ておく必要がある．因果推論のための阻害要件はすべてクリアしておかなければならない．

8.2 コーホート研究の種類

8.2.1 分析的なコーホート研究

いま研究対象とする要因と，仮説上の結果である健康事象に関して**表8.1**のように整理されたとする．いずれを行として並べ，列として並べるかについても議論があるが，表のように時間的に先行する事象を行に，後続する事象を列に並べたほうが見やすい．要因への曝露ありのコーホートは$(a+b)$人，「なし」は$(c+d)$人が追跡されたことになる．各群における発症者は，それぞれa人，c人であるから，研究期間中の累積発生率はそれぞれ，$a/(a+b)$, $c/(c+d)$となる．

もちろん両発生率についてそれぞれ信頼区間を算出し，信頼区間付きの発生率として二つを比較することもできるが，相対危険度や寄与危険度などの指標

表8.1 2×2分割表

要因曝露	健康事象		計
	あり	なし	
あり	a	b	$a+b$
なし	c	d	$c+d$
計	$a+c$	$b+d$	n

を作って比較する方法が一般的である．

$$相対危険度 = \frac{a/(a+b)}{c/(c+d)} \tag{8.1}$$

$$寄与危険度 = \{a/(a+b)\} - \{c/(c+d)\} \tag{8.2}$$

ここまでは，観察人数と観察期間という細かい議論を省略して説明した．ここで観察結果として，何人の集団を何年間観察した発生数であるか，ということをもう少し考えてみたい．観察期間が異なれば年齢という交絡因子も加わって発生数も大きく変化することになるが，あくまで対照集団と同等に観察したときの比較に限定すれば，問題は死亡や発症という事象が起こった後の取り扱いをどうするかということになる．

予想される発生率をもとに集団サイズを考えるとき，サイズをできるだけ大きくしたいと願うのが研究者の常である．このとき第3章で説明した人年法という工夫を行い，発生率を求める．この手法は1万人を10年間観察するのと，10万人を1年間観察するのを同等に扱い，観察は10万人年とする．この手法に基づく研究は多いが，コーホートとして考えると，この同等という仮定はそれほど話が単純ではないことに気づくであろう．死亡や発症が生じたとき，その個人はその後の追跡から除外されると考えるなら，次の観察期間では追跡集団にカウントされない．観察人年数は観察期間ごとに減少していくことになり，発生が高く予想される「要因曝露あり」の群のほうが減少は大きいはずである．観察における単位期間をどのように設定するかで人年数の算定そのものも多少変わるので，死亡や発症者の観察集団に対する寄与を当初に明確に規定しておく必要がある．

さらに続けると，もう一つの単純化は仮説としての話である．研究対象の要

因のみについて分析するのであるから,曝露要因以外の要因については曝露集団と非曝露集団では均等に分布することを前提とする.比較集団の属性や特徴は均質と考えられるか,という命題を検討できなければ,原因-結果としての仮説そのものが成立しなくなる.

8.2.2 臨床疫学のコーホート研究

臨床疫学におけるコーホート研究は,多くの場合,治療方法の区別(あるいは単独・併用の別)などを要因として生存率や症状改善率その他を調査するものであるが,コーホート研究とは呼ばず,追跡調査や予後調査などの名称で呼ぶものがこれに当たる.目的は同等な2集団の比較であるため,コーホート集団としては設定しやすい.集団サイズとしては病院や診療科単位の患者が構成員であるので小さいことが多い.国立がんセンターなどのがん治療機関や薬効調査を行う病院・研究所などで実施されることが多い.

表 8.2 糖尿病の年次別・年齢階級別死亡率(人口 10 万対)

年齢階級 (歳)	年次									
	1950	1955	1960	1965	1970	1975	1980	1985	1990	1995
0〜4	0.0	0.1	0.1	0.1	0.0	0.0	0.0	0.0	0.0	0.0
5〜9	0.1	0.0	0.0	0.2	0.1	0.1	0.0	0.0	—	0.0
10〜14	0.1	0.1	1.0	0.2	0.2	0.1	0.0	0.0	—	0.1
15〜19	0.5	0.3	0.3	0.4	0.4	0.3	0.2	0.1	0.1	0.2
20〜24	0.8	0.7	0.5	0.6	0.6	0.3	0.3	0.2	0.1	0.2
25〜29	0.9	0.8	1.1	0.8	0.7	0.6	0.4	0.3	0.4	0.3
30〜34	0.9	0.8	0.8	0.9	1.4	0.8	0.7	0.6	0.4	0.5
35〜39	1.2	1.0	1.0	1.3	1.5	1.6	1.1	0.9	0.8	1.0
40〜44	2.6	1.9	1.6	1.6	2.4	2.7	1.8	1.7	1.3	1.7
45〜49	3.7	2.9	2.8	3.2	4.0	4.6	4.2	2.9	2.3	3.6
50〜54	6.3	5.1	5.5	7.0	8.0	7.3	6.0	5.9	4.4	6.2
55〜59	10.1	8.2	10.4	12.3	14.8	12.4	9.1	9.3	8.5	10.2
60〜64	14.7	12.8	17.6	24.2	27.5	24.2	17.4	14.9	12.7	17.8
65〜69	16.7	18.9	27.5	36.9	49.6	46.8	30.4	25.5	20.1	26.3
70〜74	18.8	20.5	32.6	54.6	72.8	71.5	54.7	44.9	35.7	39.6
75〜79	12.8	20.4	31.6	56.1	84.4	91.5	80.5	75.6	59.9	68.4
80〜84	7.6	16.4	25.9	52.6	78.3	107.3	100.0	100.8	91.9	114.4
85〜89	10.1	13.5	16.0	29.1	59.7	87.8	90.4	107.8	110.9	153.7
90〜	12.2	22.0	3.1	13.8	27.4	40.5	78.9	79.7	113.4	157.9

(人口動態統計より)

8.2.3　出生年コーホートの研究

従来用いられてきた出生コーホート分析の特徴は，各コーホートの時点間での比較を行うものであり，コーホート内趨勢研究（intracohort trend study）と呼ばれるが，社会学などではこれに類似した概念で，パネル研究（panel study）がある．前者では全体的増減の動向で比較するのに対し，後者では個々人ごとの変化を調べる点で異なる．

この分析はまず標準的なコーホート表を作成することから始まる．その例として**表 8.2**に年齢階級別の糖尿病死亡率の年次推移を示したが，これは次のような特徴をもつ．調査年次の間隔が年齢階級の幅（年数）と同じ，ということである（統計表の関係で 90 歳以上のみは異なる）．コーホート分析としてこの表は三つの効果が総合化された結果と考える．それらは加齢の影響に基づく年齢効果（age effects），調査時点，つまりその時代に固有の影響を受けたと考え

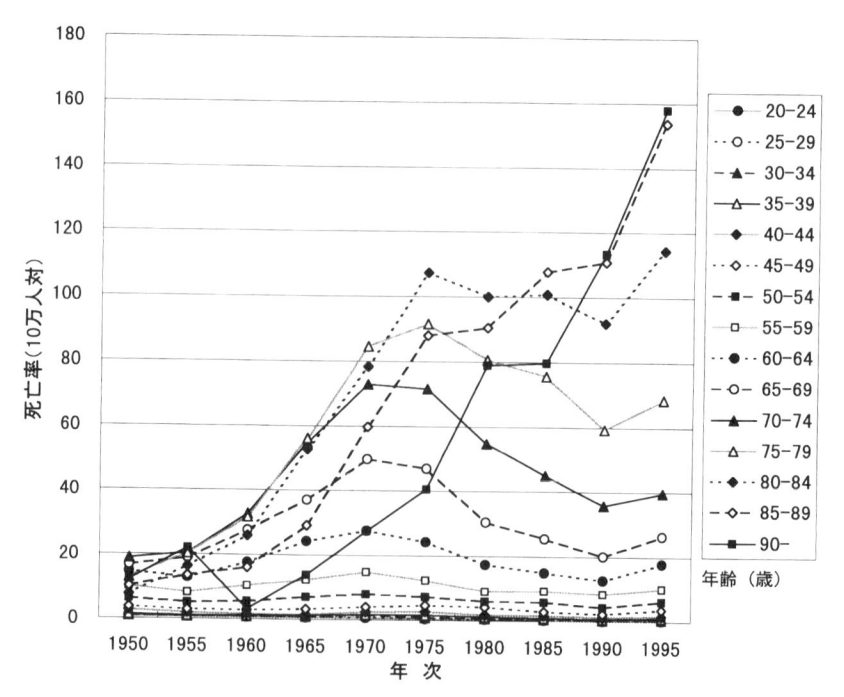

図 8.1　年齢階級別糖尿病死亡率の年次推移
凡例は年齢階級を示す．人口動態統計より筆者作成．

られる時代効果(period effects),およびそのコーホートの成員であることそのものにより生じるコーホート効果 (cohort effects) の三つである．しかしコーホート表を統計的に分析しても，これらの効果の解を求めることは構造上不可能であり，二つの効果の交絡も排除できない．また各セルの値が標本誤差を含むとしてそれらを除去することも不可能である．しかしそれらをこえる大きな変化が認められるとき，検討に値するものと考える．

糖尿病死亡の時代効果を主に検討するために，同じ年齢階級の死亡率の年次推移を図示した(**図8.1**)．これによると次の傾向が認められる．60～79歳の年齢層は1970年と1975年をピークとするように死亡率が上昇して下降し，最近わずかにまた上昇している．85歳以上では年次を経るほど死亡率は上昇し，80～85歳はその中間形である．あまり変化を生じなかった60歳未満と合わせ考えると，1970～1975年という時代，石油危機や円の変動相場制への移行を含

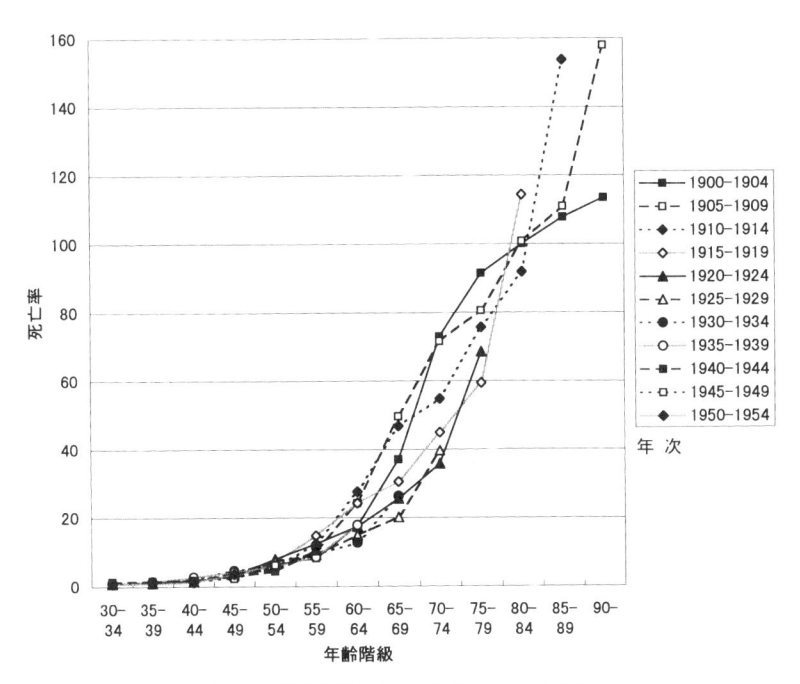

図8.2　糖尿病死亡率の出生年コーホート曲線
凡例の出生年はその当時0～4歳であったことを示す．
人口動態統計より筆者作成．

むわが国の激動期といえるこの時代は，60歳と80歳で区分される三つの年齢層にそれぞれ異なった影響を与えたと考えられる．糖尿病死亡で見るかぎり時代の転換点は1970年前後で，その後のいわゆるバブル崩壊という影響は何ら認められないようである．

ではコーホート効果を主とする出生年コーホート曲線ならどのように見えるであろうか(図8.2)．1900〜1914年を出生年とするコーホートはやはり特殊であり，独特の死亡曲線を示す．1915年以降の出生年コーホートでは，年齢が若いときはより古い（先行する）コーホートより死亡率が低いものの，急増する年齢はだんだん若齢化していることが示されている．コーホート効果と時代効果とが錯綜した状況となっていることが示唆される．

8.3 コーホート研究の例

8.3.1 Framingham Study

コーホート研究の伝説的な存在であるFramingham Studyは米国マサチューセッツ州の同町で，1948年に国立心肺血液研究所(NHLBI)のプロジェクトとして，当時のボストン大学教授であったDawber TRをディレクターとして始められた．5,000人をこえる住民に対して循環器関係検査を主とする検診を実施するもので，疾病・死亡の発生率やそれに付随するリスクファクターを分析するものであり，収集データはその後メリーランド州ベセスダの国立衛生研究所（NIH）のコンピュータにすべて入力され，統計データとして保存されるとともに，最新の疫学手法を用いて分析された．途中NHLBIの研究費削減があり，ボストン大学の支援，町住民からの献金などによる研究資金の拠出など紆余曲折はあったものの，当初住民の子世代における追跡や家庭環境因子などの考慮も加えつつ現在も継続されている．研究ディレクターも何代か交代している．

8.3.2 原子爆弾被爆者のコーホート研究

1945年合同調査団の勧告に基づき，1947年に広島および1948年に長崎に，

原爆傷害調査委員会（ABCC, Atomic Bomb Casualty Commission, 現財団法人放射線影響研究所 Radiation Effects Research Foundation）が設立され，被爆者の医学的・疫学的追跡研究が開始された．被爆者数そのものに関しては1950年国勢調査の付帯調査により284,000人であることが確認されている．ABCCではそのうちの195,000人をMaster Sampleとして設定し，独自に家庭訪問調査による被曝歴を調査し，地理的条件や被曝遮蔽状況などを把握したうえで，被曝線量の推定（当初T 57 D その後T 65 D, 現在はDS 86）を集団成員に行っている．さらに，寿命調査（Life Span Study）のために120,000人からなるコーホートを設定し，またそのうち広島・長崎に居住する成人健康調査（Adult Health Study）のための20,000人のコーホートを1958年に設定した．なお成人健康調査集団には，隔年ごとに健康診断が実施されている．この他F1 Generationとして77,000人，In-utero Exposedとして2,800人の集団も設定してCytogeneticsやDNA studyが行われている．集団のサイズと追跡期間からいえば，わが国における最大の疫学的なコーホートということができる．

　これらのコーホートは，全員が放射線被曝という要因に基づく追跡集団であるため，被曝経験のない対照集団というものは存在しない．同集団はすべてが被曝線量をもとにコーホートを追跡しなければならず，したがって対照集団としては，死亡率研究を除き，低線量被曝集団を当てざるをえない．低線量被曝集団と一般の住民との差違に関しては別に確かめる必要がある．

8.3.3　その他のコーホート研究

　近年，国や地方自治体が研究費・調査費を出し，大学などの研究機関と連携をとって生活習慣や生活環境と疾病に関してコーホート研究を行うことが多くなった．大学などではフィールド研究としての意味合いから積極的に協力することも多い．住民の健康調査を兼ねる実際の健康診断費用などは老人保健事業で当てられることが多いようである．

8.4 コーホート研究の統計解析

8.4.1 1要因による解析
1) 率・割合による比較

率,割合もともに,その分布が二項分布に近似できることを用いて解析する.曝露群,非曝露群における観察人年を m_1, m_0 (1/年),症例発生数を a, b (人)とおくと,率差 $a/m_1 - b/m_0$ の近似的な95%信頼区間は

$$\frac{a}{m_1} - \frac{b}{m_0} \pm 1.96 \sqrt{\frac{a}{m_1^2} + \frac{b}{m_0^2}} \qquad (8.3)$$

となり,研究開始時点での観察者数をそれぞれ n_1, n_0 (人) とすると,観察時間 t における寄与危険度(累積発生率の差)$a/n_1 - b/n_0$ の近似的な95%信頼区間は,

$$\frac{a}{n_1} - \frac{b}{n_0} \pm 1.96 \sqrt{\frac{a(n_1-a)}{n_1^3} + \frac{b(n_0-b)}{n_0^3}} \qquad (8.4)$$

となる.

一方,率比 $(a/m_1)/(b/m_0)$ の近似的な95%信頼区間は,

$$\log\left(\frac{am_0}{bm_1}\right) \pm 1.96 \sqrt{\frac{1}{a} + \frac{1}{b}} \qquad (8.5)$$

相対危険度(累積発生率)$(a/n_1)/(b/n_0)$ 近似的な95%信頼区間は,

$$\log\left(\frac{an_0}{bn_1}\right) \pm 1.96 \sqrt{\frac{c}{an_1} + \frac{d}{bn_0}} \qquad (8.6)$$

となる(ただし,$c = n_1 - a$, $d = n_0 - b$ である).

2) 関連性の検討

要因と健康事象の関係を統計的に検討するためには,関連性の検討が必要であり,そのために χ^2 検定を利用して両者の関係が独立とはいえないことを検証する.

ある要因とその交絡因子との関係を調整するために,複数の四分表が作られることがある.このままでは要因の検討ができないので,独立に,あるいは併合して検討する.併合には Mantel-Haenszel の方法が用いられる(第11章参照).

8.4.2 多要因による解析

曝露要因は健康事象という従属変数を説明する独立変数の一つと考える．事前に交絡因子を取り除いていない場合や，コーホート集団の属性が集団間で均等ではないと判断されるときには，研究対象の要因の他に，交絡因子や集団の属性を表す変数とともにモデルに組み込む．コーホート研究で用いられる統計手法として，ロジスティック回帰分析，Cox 回帰などがある（第12章参照）．

8.5 コーホート研究の長所と短所

最後に前章における患者対照研究と比較して，コーホート研究の長所と短所を実際上の問題も含めて要約する．

(1) 長所
  1) 通常は求めるのが難しい発生率そのものを算出することができる．
  2) 直接観察するためバイアス（リコールバイアスなど）がはいりにくい．
  3) 稀な曝露要因について調べることができる．また，一つの曝露要因について多くの健康事象との関連を調べることができる．
  4) 必然的に共同プロジェクトとなるため，人的な研究ネットワークが拡大・強化され，研究全般の興隆にも影響する，あるいは大型の研究費の申請対象として理解が得られやすい．

(2) 短所
  1) 追跡が長期にわたることにより，コーホート集団からの脱落を防止することが難しい．社会移動により地理的に分散してしまう場合，住民台帳や戸籍に頼り死亡票調査を行うくらいしか手だてがない．
  2) 稀な疾病については十分な発生数を得ることができないため，コーホート研究には向かない．
  3) 研究チームを必要とし，その労力とコストが多大である．継続的な研究費獲得の維持にも多大の労力を要する．
  4) 要因曝露の程度が時間経過により変化することがある．
  5) 研究チームの観察行動により，集団そのものが影響を受ける．場合に

よっては介入研究の意味合いが強くなる．

以上のようにまとめると，短所のほうが大きく見えるかもしれないが，発生率を正確に求めるためにはコーホート研究を行う以外にない．

9. 介入研究

9.1 介入研究とは

　コーホート研究や患者対照研究などの分析的研究で，ある要因と疾患の間の因果関係が濃厚になった場合，次のステップとして，疫学研究者が要因の有無について人為的に介入して因果関係を最終的に確定できる．例えば，ヘリコバクターピロリ菌に感染している人の，胃がん発生率が高いことが分析的疫学研究で明らかとなった場合，胃の中のヘリコバクターピロリ菌を除菌することによって胃がん発生率を下げることが可能かどうかを確認することになる．また，臨床試験では，新薬が開発されたときに，一方のグループに新薬を投与し，もう一方のグループには従来の薬剤を投与してその効果を比較すれば，新薬が従来の薬剤よりも有効であるかどうかを証明できる．このように，疫学的手法の中で研究者が人や地域集団に「操作」を加える方法を介入研究（intervention study）という．

　介入研究は，研究者が研究計画に従って，対象者の意志とは別に研究対象となった集団や個人を2群あるいはそれ以上のグループに分け，それぞれに異なる要因の割り付けを行って，結果を比較する研究手法である．介入研究の多くは異なる治療法，予防法の比較を通してそれらの有効性を調べる目的で行われる．

9.2 介入研究の方法

9.2.1 介入研究の基本デザイン

　介入研究では「比較」することによって治療法や予防法の有効性を明らかにしていくが，この比較の方法には個人間比較と個人内比較がある．個人間比較では対象者を2群（あるいはそれ以上）に分け，介入群（要因A）と対照群（要

因B)の比較をする．個人間比較に基づいた研究デザインはパラレル比較(pallarel comparison)デザイン，あるいは平行法と呼ばれる．一方，個人内比較では，対象者にまず要因Aを与えてその影響を見た後，同様に要因Bを与え，両方の要因の影響を比較する．ただし，要因の与え方には要因B，要因Aという順序もあり，公平を期すために，対象者を2群に分け，一方の群には要因ABの順で，もう一方の群には要因BAの順で介入するといった方法をとる．これがクロスオーバー(cross-over)デザイン，あるいは交差法と呼ばれる方法である．

クロスオーバーデザインは結果の個人変動が大きい場合に有用である．また，パラレル比較に対して，対象者数が半分ですむ．しかし，先に与えた要因の影響が残ってしまうような場合には用いることができない．また，要因を2度与えるため，2倍(実際にはそれ以上)の研究期間が必要である．

図9.1に介入研究の基本的な進め方を示した．一般的には対象者の選定，研究参加の承諾・確認，要因の割り付け，介入，結果の把握という手順で進めら

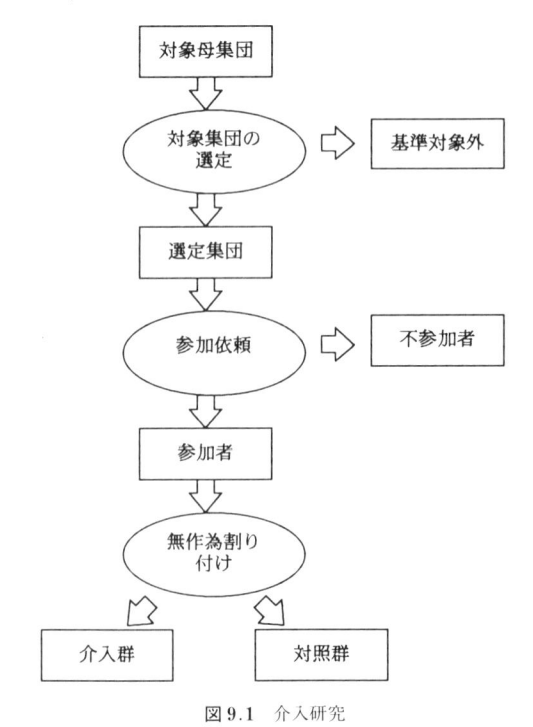

図9.1 介入研究

れるが,研究者のニーズに合わせてさまざまな研究デザインが考案されている.

9.2.2 対象集団の選定

対象集団の選定の際には以下の点について確認しておくことが重要である.
(1) 対象者の選定基準を明確に定めてあること.
(2) 十分な対象者数(標本サイズ)があること.
(3) 必要な情報が入手できること,および追跡調査が容易であること.
(4) 実際に適用される集団を考慮すること.
(5) 参加拒否,中途脱落が少ないこと.
(6) コンプライアンスが高いこと.

介入研究の成否は,対象者がどれほど忠実に介入プログラムを守ってくれるか,すなわちコンプライアンス(compliance,協力性,順守性,服従性)に大きく影響を受ける.そのために,なるべく対象者が受け入れやすいような介入方法(薬や行動変容)を検討する必要がある.

9.2.3 無作為化

無作為化(randomization)の目的は,介入群と対照群の特性(背景因子,交絡因子)をそろえ,両群の比較を可能とすることにある.その目的自体は対象者の制限やマッチング,層化などと同様であるが,無作為割り付け(random allocation)を行うと,すでに明らかになっている交絡因子だけでなく,未知の交絡因子についても両群で均等に分布することが期待される.

無作為割り付けはコインを投げる,あるいはサイコロを転がすことによっても達成できるが,実際には乱数表を用いたり,コンピュータ上で乱数を発生させることによっても行う.

割り付けのたびに乱数表などで選択する単純無作為化による方法では,介入群と対照群におけるある要因分布の偏りにより,比較可能性が崩れる場合がある.それを防ぐために,その要因をいくつかに分け(ブロック化),そのブロック内で無作為割り付けを行う方法が用いられる.例えば,多施設での共同研究などの場合,一般に施設間での変動が大きいので,施設をブロックと見なし,

無作為割り付けを行えば，介入群と対照群において施設の分布をそろえることができ，比較可能性を保持できる．一般に，ある要因（性や年齢，病期など）によってブロック化をすれば，介入群，対象群において，その要因分布をそろえることができる．

無作為割り付けの方法は，割り付け違反ができるだけ起きないように計画しなければならない．例えば，研究規模が大きければ，割り付けセンターを設置することが望ましい．研究者は，対象候補者が得られると，そのつどセンターに連絡し，センター側は対象者としての選定基準を満たしているかどうかチェックしたうえで，あらかじめ定められた方法に基づいて無作為に要因を割り付ける．割り付けセンターが設置できない場合には封筒法などが用いられる．必要な数の封筒（中が見えない不透明なもの）を用意して連番をつけておき，中に無作為に割り付けた結果を書いた紙片を入れて封印しておく．この作業は，開封に関与しない人が行う．新しく対象者が登録されるたびに，順番通りに封筒を割り付け，その対象者の名前と封筒の番号を記録してから封筒を開封する．これは，研究者自身が無作為割り付けを乱す原因となることを防ぐために行う．

9.2.4 マスキング

介入研究において無作為化と並んで重要な概念がマスキングである．いくら無作為割り付けをしても，対象者にどの要因を割り付けられたかを，本人あるいは研究者が知ってしまうと，その後の判断や行動に影響を及ぼし，バイアスのあるデータを得てしまう可能性がある．したがって，従来からの薬剤も新薬と外観を区別できないようにするなど，割り付けの結果を知られないようにしなければならない．これをマスキング（masking）あるいは盲検化（blinding）という．

1） 対象者へのマスキング

研究対象者に，自分がどの要因が割り付けられたかを知られないようにする．対象者本人がどちらの要因を割り付けられたかわかってしまうと，介入群と比較して対照群からの離脱者がより多く出たり，対照群の参加者が介入群に近い内容のサービスを研究の範囲外で受けるということが起きてしまう．

2） 調査者（医師や看護婦も含む）へのマスキング

さらに，結果を観察する調査者が，対象者にどの要因が割り付けられたか知ってしまうと，その観察内容に影響を与える可能性がある．例えば，新薬を投与した対象者に対しては，副作用がでるかどうかを注意深く観察するのに対し，従来からの薬剤を投与した対象者の観察が甘くなる可能性がある．これは，よりよい結果を出したいという心理，介入群のほうがより効果があるはずだという先入観など，さまざまな心理的影響による．そこで，対象者だけでなく調査者にも割り付けられた要因が知られないようにする．対象者と研究者の双方に割り付け内容を伏せる方法を二重マスキングという．

3） 評価者，解析者へのマスキング

得られた結果を評価，あるいは解析する研究者が，対象者に割り付けられた内容を知ってしまうと，解析の進め方，結果の解釈が影響される可能性がある．対象者，調査者に加えて，解析者にも割り付け内容を伏せることを三重マスキングという．

9.3 介入研究の長所と短所

介入研究では，とくに冠動脈疾患による死亡率などのように，発生の頻度が低い場合は時間と費用がかかる．また介入研究の実施，継続，あるいは中止が倫理的に問題となる場合もある．しかしながら，因果関係の確定という点では介入研究，とくに無作為化比較試験が，最も強力な研究デザインである．また，観察的研究よりも迅速でかつ安価なこともある．それは，要因が連続変数でかつ介入への反応が速い場合で，例えば食物からの脂肪摂取と血中コレステロールレベルとの関係は，観察的研究では食物調査の誤差が大きすぎて調査が難しいが，介入研究では比較的簡単に調べることができる．

9.4 倫理的問題 (ethical issues)

医学研究における倫理の一般原則は，人権尊重，最善，公正の三つである．

具体的には，研究対象者の福利と権利を守り，危険性を最小限にとどめ，利益を最大限にするようにつとめるとともに，対象者間の不公平を抑えることである．介入研究で倫理的問題が生じるのは，対象者の選択，無作為割り付け，実験の打ち切り，情報収集，プラシーボの利用，プライバシーの保護，インフォームドコンセントなどの場面である．地域を対象とした介入研究では，研究によって地域にも利益を与え悪影響を及ぼさないように配慮する必要がある．

対象者の選択にあたり，子供など肉体的，社会的に弱い立場にある人々に対しては，とくにその生命と人権を尊重するように配慮しなければならない．重篤患者のリスクと利益については健康な人々以上に配慮する必要がある．介入研究はさまざまなリスクと利益のバランスのもとに実施される．このバランスは倫理の一般原則に沿って評価しなければならない．しかし自己評価だけでは問題が生じるおそれがあるため，第三者の評価や監督が必要になる．そのため病院や大学をはじめ各調査機関では独自の評価組織を設置している．この組織は倫理委員会や研究審査委員会(IRB)などと呼ばれ，対象者の選択をはじめとして倫理的問題を含めた研究計画全体を審議し，その施設での実施について判定する組織である．

無作為割り付けのように対象者の治療法をいわば偶然によって割り振るというのは倫理的に認められる行為だろうか．この質問に対して「認められない」と答える研究者もいるが，多くの研究者は条件付きで認めるという立場をとっている．例えば臨床試験の場合，薬Aの効果が安全性試験によって確かめられているうえに，薬Bよりもすぐれている可能性がある場合のみに制限される．もちろん，薬AまたはBのどちらか一方が他方よりすぐれているのが明らかである場合は，臨床試験を実施してはならない．また，研究の途中で効果の差が明らかになった場合，研究の継続には倫理上問題がある．また，他の研究成果から，介入研究を実施することが不適切であることが明らかになることもある．安全を期すためには，対象者の健康を把握するとともに，関連研究から重要な情報を確実に把握しなければならない．そのため，研究に関するさまざまな情報について無知であることは，倫理的に問題があるといえる．さらに対象者に関する情報は調査期間が終えても継続して収集しなければならない．とく

に，副作用に対しては十分なケアをする必要がある．

　研究対象となっている治療法の安全性を確保することが，介入研究における重要な倫理的配慮の一つである．しかし，予期しない事態が起きてしまうこともある．そのような事態が生じたときのために，対象者の安全確保や中止決定などの対応策を事前に協議しておく必要がある．

　プラシーボは有効な治療法がない場合などに用いる．従来の治療法に十分な効果が認められている場合は，従来の治療法と新しい治療法を比較する研究計画を立てるべきであり，プラシーボを使う必要はない．プラシーボ群に割り付けられることは，「治療を受けられない」と見なすこともできる．例えばプラシーボが割り付けられ，積極的な治療が遅れた結果，患者の症状が悪化することも考えられる．プラシーボを用いた研究が実施されるのは，副作用が強い薬のため必ずしも積極的治療を行うことが最善とはいえない場合など，リスクと利益とのバランスが倫理的にとれているときである．

　介入研究は安全性を確認しながらヒト集団を対象とし効果を調べる研究である．観察研究よりも人権に抵触し，肉体的，精神的影響などを対象者に及ぼす可能性がある．そのため，疫学研究における倫理的問題は主に介入研究で検討され，とくにインフォームドコンセントの導入は観察研究よりも先駆けて実施されてきた．しかし，人権への意識が高まるとともに介入研究以外の疫学研究においても倫理的関心が高まっている．インフォームドコンセントについては第13章で詳述する．

IV. 曝露データの収集と統計解析

10. 曝露データの収集

10.1 要因と曝露

「疫学は人の病気の度数の分布とその規定因子を研究する学問である」とMacMahon Bらは定義したが，今日では病気（疾病）だけではなく健康に関連した種々の事象も扱うようになってきた．例えば，現代における健康関連事象は悪性新生物，脳血管疾患や心疾患など主要死亡原因である慢性退行性疾患を中心的な問題に，さらには健康増進に関わる要因も含めなければならない．本章では，健康に関連した種々の事象に関わる曝露データの収集について述べる．

疾病の原因は，宿主要因と環境要因に分類できるが，宿主要因とは人の健康事象に何らかの影響を与える個体特有の要因を指し，先天的な特性はもちろんのこと，後天的に獲得された性格，行動型のような身体的な条件を離れた特性まで含めて考える．また，環境要因はその特性から生物的要因（ウイルス，細菌など），物理的要因（温度，騒音など），化学的要因（化学薬品，重金属など），社会的要因（人口密度，経済状態など）に分けられるが，これらの要因は常に変動しているものと考える．

疫学では疾病のリスクファクターあるいはその可能性をもつ因子への曝露の有無や，曝露量の違いにより疾病の頻度や程度に差が生じるのかどうかを観察する．曝露として環境要因を中心に考えることが多い．

10.2 曝露の情報源

曝露の情報源は**表 10.1** のように研究目的に基づいて測定,調査された一次データと,いわゆる既存資料である二次データに大別できる.既存の記録資料から得られる情報は本来,他の目的で収集されたものなので取り扱いには注意が必要であるが,系統的に大量に収集されており,利用価値も高い.

個人の日常生活に関する要因については面接や質問紙などによって情報を収集しなければならない.質問紙の作成方法や調査(情報収集)の方法については後述するが,目的に応じたかつ正確な情報を得るための配慮は欠かせない.この種の情報は対象者の記憶に頼っており客観性に乏しい傾向がある.喫煙量を尿中のコチニンや呼気中の CO 濃度などの検査データで評価する方法などは,より客観的な情報収集といえよう.

医学的検査・測定の結果はほとんどが器械によって結果が得られることから情報の正確性という点で問題が少ない.血液の生化学的所見にしても尿中化学物質などの検査にしても精度は高まっている.肥満度の測定法なども簡便な方法の開発によりデータの収集は容易になっている.これらを一次データとして

表 10.1 曝露データの情報源

1. 一次データ:新規データ
   1) 調査・測定データ
      ① 質問紙調査
         食事摂取頻度調査,ADL 調査,QOL 調査
      ② 測定および検査
         身体測定,生理・生化学的測定,環境測定

2. 二次データ:既存データ
   1) 蓄積データ
      ① 臨床検査データ
         腫瘍マーカー,画像資料
      ② 問診票および健康診断票
         病院の問診票,職場の健康診断票
   2) 報告データ
      ① データの再利用
         共同研究者所有データ,他研究のデータ
      ② 統計資料の利用
         国勢調査,人口動態統計,国民栄養調査

収集するには費用と時間が必要であり，もし二次データから得ることができれば，非常に有用なデータとなる．

　環境測定・検査による曝露情報は職場，地域，水系（河川流域）などを単位としたものがある．例えば，消化器系伝染病がある地域に広まった場合，その地域の水系の水質調査による情報収集が考えられる．

10.3　曝露データの収集

　研究目的，研究デザインが定まれば，何のデータをどのような方法でどれぐらい収集するのかといった，曝露データの収集方法，規模などが決まってくる．曝露データを収集する際には，各種バイアスがはいらないように注意する．

10.4　調査対象と標本抽出

　調査・研究の手順としては仮説を立て，目的を明確にしたプロトコールを作り，調査のための組織作りをして，対象を選定し，調査方法の検討，調査票作り，予備調査の実施，本調査実施，データの点検，解析，まとめ，報告書作成と一連のプロセスをふむ．

10.4.1　調査対象の設定
　調査対象の設定は重要である．研究目的を達成するために，対象者として適切な集団を選ばなければならない．

10.4.2　全数調査と標本調査
　対象集団である母集団全体をもれなく調べる全数調査と，そこから一部を抽出して調べる標本調査がある．

　全数調査は悉皆（しっかい）調査とも呼ばれ，地域，事業所などの組織，ある年齢階層などのすべての人を含む調査をいう．調査規模が大きいゆえに，多人数の調査員が関わったりすることにより生ずる誤差は避けがたい．国勢調査

はわが国で実施される最も大規模な全数調査の一つである．

標本調査では母集団と標本集団の等質性が保たれることが求められる．標本調査で得られた結果を一般化するためには，標本が母集団から無作為に抽出されていることが必要である．

10.4.3 標本抽出の方法

標本調査においては標本サイズに加えて標本抽出が適切に行われることが必要である．母集団をより反映すると思われる標本を意図的に選び出す有意選択法と，主観を除き，一定のルールのもとに標本を抽出する無作為抽出法とがあるが，科学的な意味においては後者が有効であると考えられる．

この無作為抽出法では，母集団に含まれるどの対象者も同じ確率で抽出される可能性があることが原則となり，そのうえで調査の特徴を示すに適した標本抽出法を選び，用いることになる．ここでは比較的多く用いられる方法について述べる．

1） 単純無作為抽出法

母集団の各個体に一連番号を付し，乱数表やサイコロで標本を抽出していき，必要数に達したところで抽出を終了する．最も基本的な無作為抽出法であるが，母集団が大きい場合など標本抽出作業が面倒である．母集団の個体数を N，抽出標本サイズを n としたとき n/N を抽出割合（sampling proportion）という．

2） 系統抽出法（等間隔抽出法）

母集団を，抽出する標本サイズで割った値を抽出間隔と呼び，番号順に配列された母集団の個体から，この間隔ごとに標本を抽出する方法である．一番目の抽出個体は抽出間隔より小さい値を乱数表より選んで決め，以後は抽出間隔ごとに選びだす．単純無作為抽出法と同程度の標本誤差だとされているが，手続きはより容易である．ただ，抽出台帳の記載配列に特定の周期がある場合には，抽出間隔とその周期が一致することがないよう配慮が必要である．

3） 層化抽出法

母集団をいくつかの層に分け，それぞれの層から独立に標本を抽出する方法である．例えば性，食生活，運動歴などで区分した各層から標本を抽出するの

であるが層内では同質的に，層と層の間では異質的になるように，いくつかの層に分け，おのおのの層から無作為抽出で標本を集める．この際，層ごとに抽出割合を変えることもできるので，サイズの小さい層の抽出割合を高めるような調整も可能である．

4） 二段抽出法（多段抽出法）

母集団のサイズが大きい場合，母集団から第一次抽出単位として，いくつかの集落（cluster）を選び，そこから第二次抽出単位として回答者を選ぶ方法を二段抽出法という．第二次抽出で集落をさらに小集団に区分して抽出し，第三次抽出で個人を抽出すれば三段抽出法という．全国的規模の調査になれば三段，四段の抽出法も用いられるが，これらを総称して多段抽出法と呼んでいる．

第一次抽出で，人口に比例した選び方をするのが実際的利点が多い方法だとされているが，これを確率比例抽出法という．

5） 集落抽出法

多段抽出法における第一次抽出と同様に集落を抽出し，こんどはその集落についての全数調査を行う方法である．母集団の推定ができないなどのデメリットはあるが，集計を個人単位と世帯単位両方で行うことなどが可能になる．

以上，通常用いられる抽出法について述べてきたが，実際の調査にあたっては前述した方法の組み合わせによることも多い．まず母集団を層化し，次に各層から系統抽出して標本を選ぶなどである．また，調査結果を一般性のあるものにするために抽出が厳密に行われても，回収率が低すぎるなどの問題が起こらないようにしなければならない．あまりに低い回収率は抽出法のいかんに関わりなく標本誤差が大きいことを承知しなければならない．

10.5 データ収集法の得失

曝露データの情報収集は表10.1に示したような情報源から収集が可能であるが，ここでは調査によって調査対象者からデータを収集するいくつかの方法の長所と短所について述べる．

10.5.1 面接調査法

面接によって調査者が調査対象者より直接に回答を得て質問紙に記入する方法をいう.

長所 ・調査対象者の正確な回答を得られる.
 ・高い回収率が得られる.
 ・質問の意味を正確に伝えることができる.
 ・無回答の内容（わからない，欠損の区別など）がわかる.

短所 ・調査員によるバイアス混入の可能性がある.
 ・経費がかかる.

10.5.2 留め置き調査法

質問紙を配布した後に回収する方法であり，調査対象者自身が記入する自記式調査をいう.

長所 ・追加訪問も少なく調査員の労力は少ない.
 ・比較的高い回収率が得られる.
 ・経費は少ない.

短所 ・記入者の同定が難しい.
 ・周囲の意見に回答者が左右されることがある.
 ・質問が誤解されることがある（自記式の欠点）.

10.5.3 集合調査法

調査対象者を一堂に集め，一斉に調査を実施する方法である.

長所 ・質問の説明や指示など統一しやすい.
 ・費用は少ない.

短所 ・回収率は高くなるが，出席率の高さは保証されない.
 ・集団心理が働き，何人かの調査対象者の発言で大きな歪みが生ずる可能性がある.

10.5.4 郵送調査法

郵便によって質問紙の配布と回収を行う．調査への協力依頼も手紙で行うために回収に困難を伴うことを覚悟しなければならない．

長所 ・費用は少ない．
 ・遠隔地への質問紙の配布が容易である．

短所 ・回収率は一般的に低くなる（30%程度）．
 ・質問数を少なくしないと，回収率はさらに低くなる．

10.5.5 電話調査法

調査対象者に直接，電話で質問をして回答を得ようとする方法で，回答は調査員による他記式で実施される．

長所 ・簡単で，速やかに調査が実施できる．
 ・面接調査よりは，費用は少ない．
 ・電話帳による無作為標本をとりやすい．
 ・広い範囲の居住者を対象にできる．

短所 ・一件の調査時間を長くとれず，簡単な調査になりやすい．
 ・協力を断わられやすい．

10.5.6 インターネット法

インターネットを用いて質問紙を発信する方法であるが，メールアドレスを使い個人宛てに質問紙を送信して回答を求める方法と，質問紙を含んだホームページに回答者からアクセスしてもらう方法とが考えられる．

長所 ・回答の回収が短時間で行える．
 ・回答者の居住地域を選ばずに多人数のデータを収集することができる．

短所 ・調査対象者を特定できない．

10.6 質問紙の作成

質問紙調査では，質問紙に含まれている以上の回答が得られることはない．それゆえに，質問紙の作成が結果を決定することになる．質問紙の設計，作成は重要である．また，不要な質問は可能なかぎり削除すべきである．

10.6.1 質問項目，質問文

研究目的に従って質問項目は決定される．質問が多くの項目にわたることもあるが，その質問間の関係についても検討を加え矛盾が起こったり重複したりすることを避けなければならない．

質問の形式や表現も検討を要する事項である．質問紙作成者の言葉づかいの癖などもあるので，第三者のチェックを受けることが望ましい．また，調査終了後のデータの分析方法も考慮に入れて作成する必要がある．

質問の順序も，内容的に次の回答に影響を与えることがないよう配慮し，枝分かれやスキップする場合，わかりやすく指示することも大事である．質問したい事項が多くあったとしても，長時間を要する調査では協力が得にくくなるので30分程度を目途に終了できる質問量にとどめたい．

回答のしやすさと同時に，調査者が意図した回答が得られるのかチェックするために小人数でも予備調査を実施することが望ましい．不適切な部分が見つかれば修正，削除を行い，何回かの予備調査が行えればより完成度の高い質問紙が作成できよう．

10.6.2 回答の形式

回答の形式とそれぞれに対応する質問例を表10.2に示した．自由記述式の回答は，質的分析に向いているが量的分析には向いていない．また，予備調査の時点で用い，本調査での選択肢の決定に利用されることも多い．選択肢による回答では，単一回答や複数回答があるが，複数回答ではデータ処理において手間がかかる．

表10.2 質問の形式およびその例

形 式		質問例
構造化形式	択一法 賛否法 (二者択一法、 Yes No法)	あなたは、過去に健康診断を受診したことがありますか。 1. はい　2. いいえ
	多肢選択法	週に何回くらい外食をしますか。 あてはまるものを1つだけ選んでください。 1. 1回未満　2. 1回　3. 2〜3回　4. 4回　5. 5回以上
	複数選択法 無制限複数選択法 (チェック・リスト法、抽出法)	あなたが過去に受けた予防接種をすべて選んで〇をつけてください。 1. BCG　2. 百日ぜき　3. ジフテリア　4. 破傷風 5. 急性灰白髄炎(ポリオ)　6. 日本脳炎 7. 麻疹　8. 水疱瘡　9. おたふくかぜ　10. 風疹
	制限複数選択法	あなたが食事で気をつけることを2つあげるとすれば次のうちどれですか。 〇をつけてください。 1. 脂肪を控える　2. 塩分を控える　3. 野菜を多くとる 4. 食べ過ぎを避ける　5. 時間をかけて食べる
	強制選択法	あなたが朝起きたときの気分について最もあてはまるものを1つ選んで〇をつけてください。 1. 気分がよい　　　2. ふつう 3. いらいらする　　4. 気が滅入る
	対比法	ダイエットについて次の2つの方法があります。あなたはどちらをしたいと思いますか。 　(1): 食事の管理 　(2): 運動 1. (1)のみ　2. (2)のみ　3. (1)と(2)の両方
形式	評定尺度法 数値法(段階法)	あなたは自分の健康について不安に思うことがありますか。 1. いつも不安に思う 2. たまに不安に思うことがある 3. あまり不安に思わない 4. まったく不安に思わない
	図式法(数値の間でも許す)	あなたの現在の健康状態を、5段階で評価してください。 　1　　2　　3　　4　　5 ├──┼──┼──┼──┤ 不健康　やや不健康　もいえない不健康とも健康　やや健康　健康
	数値配分法	あなたは健康であるために、どんなことにどの程度気を配っていますか。全体を100として、その重みを考えてください。 (例)1. 食事(50)　2. 睡眠(30) 　　3. 運動(20)
	順位法 完全順位法	あなたが病院を選ぶときにどんなことを重視しますか。最も重視するものから順に1、2、3、4の番号を入れてください。 (　)医者が信用できるか　(　)看護婦の数　(　)清潔さ (　)家からの距離

表10.2 つづき

順位法	一部順位法	あなたは医師にどんなことを期待しますか。次にあげることがらの中であなたが最も期待する順に3つあげて1、2、3、の番号を記入してください。 ( )誠実さ　　　　　( )医療技術 ( )医学の専門知識があること ( )医学誌に掲載された論文数が多いこと ( )何でも話せる雰囲気があること ( )最新の医学情報を入手していること
構造化形式（続き）	組合せ法	次にあげる疾患について、あなたが最も関連があると思うことがらをそれぞれ選び、その番号を( )の中に記入してください。 肺がん　　( )　1. 喫煙 膵臓がん( )　2. 飲酒 皮膚がん( )　3. カフェイン摂取 糖尿病　　( )　4. 紫外線照射 喘息　　　( )　5. 生活環境 　　　　　　　　6. ストレス 　　　　　　　　7. 食生活 　　　　　　　　8. 遺伝
	一対比較法 （すべての組み合わせで比較）	がんの予防として12項目あります。より予防効果があると思う項目に○をつけてください。 どの組合せもとばさないで答えてください。 「バランスのとれた栄養をとる └変化のある食生活をする 「食べすぎをさけ、脂肪を控えめにする └お酒の量をほどほどにする 「たばこを吸わない └食べものから適量のビタミンと繊維質を多くとる 「塩辛いものを控え、熱いものはさましてから食べる └焦げたものは食べない 「かびの生えたものを食べない └日光にあたりすぎない 「適度にスポーツをする └体を清潔に保つ 「バランスのとれた栄養をとる └食べすぎをさけ、脂肪を控えめにする 　　　　以下略 12項目についてすべての組み合わせ（66組）を作る
	SD法 (senantic differential method)	あなたは看護婦についてどのようなイメージをもっていますか。下にあげてある形容詞の対で、近いと思うところに○をつけてください。 　　　　　　　1　2　3　4　5 やさしい ├─┼─┼─┼─┤ こわい 強い　　 ├─┼─┼─┼─┤ 弱い 冷たい　 ├─┼─┼─┼─┤ 暖かい
	枝分かれ法 （関連法）	A. あなたはたばこを吸いますか。 1. はい　　2. いいえ Aで「はい」と答えた人だけ答えてください。 何歳頃より吸いはじめましたか。 　　　　歳頃 　　──────

表10.2 つづき

非構造化形式	連想法	文章完成法 (空所を自由に埋めて文章を完成させる)	わたしは健康のために日頃から_____に気をつけています(こころがけています)。
		投影法 (意味のない絵や図形を見せて)	この絵をみて何を連想しますか。自由に思い浮かべるものをいってください。 (ロールシャッハ・テスト、TATなど)
		言語連想法	あなたは「病院」と聞いて、どんな言葉を思いつきますか。思いつく言葉をどんどんあげてください。 _____ _____ _____ _____
	自由記述法		あなたは脳死後の臓器移植についてどう考えますか。自由にお書きください。

10.6.3 質問文の表現

調査者の意図が回答者に明確に伝わらなければ，適切なデータが収集できない．主だった注意事項は以下のとおりである．

(1) 質問の意図が明確であること
　1) 質問文に対する回答文の内容を明確にする．
　2) いつの時点での回答を求めているのかを明確にする．
　3) 個人への質問か，一般論なのか明らかにする．
　4) 質問の選択肢には「その他」「わからない」「どちらでもない」など項目も入れておく．
　5) 質問の選択肢は排他的になるようにする．

(2) 簡潔な文章表現にする
　1) 一つの質問文の中で二つ以上の論点を聞かない（ダブルバーレル質問）．
　2) 否定疑問文は避ける（例：しないと思いませんか）．
　3) 専門用語の使用は極力避ける．専門家と一般人の間には理解の差がある．
　4) 文章は具体的な表現にし，かつ簡潔にまとめる．

(3) 誘導的な文章表現は避ける
 1) 社会一般で望ましいと思われる意見には引きずられやすい．
 2) 文章表現が賛成または反対に誘導的にならず，中立的な質問がよい．
 3) 回答者のプライバシーに触れるような質問は避ける．
(4) その他
 1) 適切な敬語を使用する．

10.6.4 質問紙の構成，配列

調査はあくまでも回答者の協力がなければ成立しないのであり，回答のしやすさへの配慮は欠かせない．面接調査でも同様であるが，自記式調査ではより強調される．理解しやすい質問文，必要最小限の質問量，無理，矛盾のない質問文の配列などが重要である．主だった注意点を以下に述べる．

(1) 導入部ではさしさわりのない答えやすい質問から始める．
(2) 一般的な質問から専門的，特殊な質問へと進める．
(3) 客観的事実についての質問を先にして，回答者自身の意見などへと進める．
(4) 質問の配列は問題ごとにまとめて関連性をもつような内容にして，回答者の関心を引くようにする．
(5) 意見, 態度の調査では前問の回答が次問題の回答に影響を与えないように配慮する．これは持ち越し効果（carry over effect）といい，予備調査などで検討する．
(6) 回答に抵抗感のあると思われる質問は後ろへまわす．
(7) 個人名の必要性がないときには，無記名式で調査を実施することが望ましい．

11. 分割表の統計解析

11.1 層別解析

　多くのがんは年齢の増加によって発生率が指数関数的に増大する傾向がある．もし，患者群と対照群において群を構成している人の年齢が大きく異なっているとしたら，たとえ発生率に差があったとしても，その差が患者群と対照群の差によるものなのか，あるいは群を構成している人の年齢の差によるものかは判断がつかない．これは患者群と対照群の比較性が崩れているために生じる．

　このとき，年齢の影響を除去するためには，例えば45〜54歳のような，同一年齢階級に属する患者群と対照群を比較すればよい．このように年齢階級をそろえることによって，年齢の影響を除去し，公平な条件で比較することができる．これは各群を年齢階級でいくつかの層に分け，各層で独立に解析することを意味する．また，各層におけるオッズ比をある基準で標準化し，代表値として共通オッズ比 ψ_c を求めることがある．これは患者群と対照群において年齢を調整したオッズ比を求めていることになる．このように集団を第三の因子で層に分け，因子の影響を除去するような解析を層別解析という．

11.2　食道がんの疫学研究

　例1）　1972年1〜4月の間に地方病院で食道がんと診断された男性200人と各都市の住所録から抽出された十分な情報をもっている対照775人について食事内容などが調べられた．とくにアルコール摂取状況について年齢階級ごとにまとめたのが**表11.1**である．

　各年齢階級におけるオッズ比は25〜34歳では無限大 ∞，35〜44歳では5.05，以下5.67，6.36，2.58，∞ である．オッズ比は25〜34歳と75歳以上の

表11.1 各年齢階級における2×2分割表群

年齢(歳)	対象	平均アルコール摂取量		オッズ比 (ϕ)		
		80〜g	0〜79g	オッズ比	95%信頼区間	p値
25〜34	患者群	1	0	∞	—	—
	対照群	9	106			
35〜44	患者群	4	5	5.05	1.27〜20.02	$p=0.012$
	対照群	26	164			
45〜54	患者群	25	21	5.67	2.80〜11.46	$p<0.001$
	対照群	29	138			
55〜64	患者群	42	34	6.36	3.45〜11.73	$p<0.001$
	対照群	27	139			
65〜74	患者群	19	36	2.58	1.22〜5.48	$p=0.012$
	対照群	18	88			
75〜	患者群	5	8	∞	—	—
	対照群	0	31			

(Tuyns AJ, Pequignot G, Jensen OM (1977) *Bull Cancer* **64** 45-60)

両端の年齢階級ではセルに度数0があるため,値が∞になっており,35〜44歳から55〜64歳の階級では5.05〜6.36の値をとり,65〜74歳では,ややオッズ比が低い値になっているようにみえる.各年齢階級ごとにオッズ比が1と異なるかどうかを検定することにより,関連性を検討する.この例では,各年齢階級において有意に関連していることがわかる.

さて,各層を標準化し,共通オッズ比ϕ_Cを求めることを考えよう.

層iにおける2×2分割表を**表11.2**のようにおく($i=1,\cdots,I$).

(1) 共通オッズ比ϕ_Cの推定

層iにおけるオッズ比は,$a_i d_i / b_i c_i$で表される($i=1,\cdots,I$).このとき,共通オッズ比ϕ_Cは,

表11.2 層iにおける2×2分割表

対象	80〜g	0〜79g	計
患者群	a_i	b_i	n_{1i}
対照群	c_i	d_i	n_{0i}
計	m_{1i}	m_{0i}	n_i

11. 分割表の統計解析

$$\phi_C = \frac{\sum_{i=1}^{I} \dfrac{a_i d_i}{n_i}}{\sum_{i=1}^{I} \dfrac{b_i c_i}{n_i}} \tag{11.1}$$

として与えられる．この ϕ_C を Mantel-Haenszel の共通オッズ比という．これは，各層のオッズ比を重み $b_i c_i / n_i$ を用いて標準化した値であることがわかる．この重みは，それぞれのオッズ比の分散の逆数に近似的に等しくなっている．

(2) $\phi_C = 1$ の検定

サイズ n_i が大きいときに，a_i, b_i, c_i, d_i のバランスが整っているか，層の数 I が 20 以上のどちらかが成り立つときに次のような近似による方法が適用できる．帰無仮説 H_0，対立仮説 H_1 はそれぞれ

H_0：$\phi_C = 1$ （曝露は発生に関連がない）

H_1：$\phi_C \neq 1$ （曝露は発生に関連がある）

となる．検定統計量は

$$\chi^2 = \frac{\left(\left| \sum_{i=1}^{I} a_i - \sum_{i=1}^{I} \dfrac{m_{1i} n_{1i}}{n_i} \right| - \dfrac{1}{2} \right)^2}{\sum_{i=1}^{I} \dfrac{n_{1i} n_{0i} m_{1i} m_{0i}}{n_i^2 (n_i - 1)}} \tag{11.2}$$

であり，近似的に自由度 1 の χ^2 分布に従うことから検定できる．

(3) ϕ_C の信頼区間

Miettinen の信頼区間を紹介する．ϕ_C の 95% 信頼区間は，ϕ_C の分布の両裾を考慮し標準正規分布の上側下側 2.5% 点である ±1.96 を用いて次のように表すことができる．ϕ_C の上側信頼限界を ϕ_{CU}，下側信頼限界を ϕ_{CL} とすると，

$$\phi_{CU} = \phi_C^{(1 + 1.96/\chi_W)} \tag{11.3}$$

$$\phi_{CL} = \phi_C^{(1 - 1.96/\chi_W)} \tag{11.4}$$

となる．ここで χ_W は次式で表される χ_W^2 の正の平方根である．

$$\chi_W^2 = \frac{\left(\sum_{i=1}^{I} a_i - \sum_{i=1}^{I} \dfrac{m_{1i} n_{1i}}{n_i} \right)^2}{\sum_{i=1}^{I} \dfrac{n_{1i} n_{0i} m_{1i} m_{0i}}{n_i^2 (n_i - 1)}} \tag{11.5}$$

例2）例1の続き

表 11.1 から Mantel-Haenszel の共通オッズ比 ψ_C, $\psi_C=1$ の検定,および ψ_C の 95% 信頼区間を求めてみよう.**表 11.3** の 5), 6) から

$$\psi_C = 58.439/11.330 = 5.158 \qquad (11.6)$$

を得る.表 11.3 と式 (11.2) から検定統計量は以下のように計算され,自由度 1 の χ^2 分布より $p<0.0001$ を得る.

$$\chi^2 = (|96-48.89|-1/2)^2/26.106 = 83.22 \quad (p<0.0001) \quad (11.7)$$

この結果から共通オッズ比を用いた検定において,平均アルコール摂取量(80 g/day 以上)は患者群,対照群間に差があるといえる($p<0.0001$).

次に,オッズ比 $\psi_C=5.158$ の 95% 信頼区間を求めてみよう.計算により $\chi_W^2=85.01$ なので,

表 11.3 層別解析(2×2 分割表の統合)

1) 年齢 (歳)	2) データ			3)	4)	5) Mantel-Haenszel 推定量	6)
	a_i c_i m_{1i}	b_i d_i m_{0i}	n_{1i} n_{0i} n_i	$m_{1i}n_{1i}/n_i$	$n_{1i}n_{0i}m_{1i}m_{0i}/n_i^2(n_i-1)$	a_id_i/n_i	b_ic_i/n_i
25〜34	1 9 10	0 106 106	1 115 116	0.086	0.079	0.914	0.0
35〜44	4 26 30	5 164 169	9 190 199	1.357	1.106	3.296	0.653
45〜54	25 29 54	21 138 159	46 167 213	11.662	6.858	16.197	2.859
55〜64	42 27 69	34 139 173	76 166 242	21.669	10.670	24.124	3.793
65〜74	19 18 37	36 88 124	55 106 161	12.640	6.449	10.385	4.025
75〜	5 0 5	8 31 39	13 31 44	1.477	0.944	3.523	0.0
計	96 109 205	104 666 770	200 775 975	48.891	26.106	58.439	11.330

$$\chi_W = \sqrt{85.01} = 9.220 \tag{11.8}$$

となる.よって,

$$\psi_{CU} = 5.158^{(1+1.96/9.220)} = 7.31 \tag{11.9}$$

$$\psi_{CL} = 5.158^{(1-1.96/9.220)} = 3.64 \tag{11.10}$$

したがって,95%信頼区間は(3.64,7.31)となる.

　層別解析を行うかどうかの判断は,その因子(変数)が結果を歪めるかどうかに関わっている.その変数が結果を歪めないということがわかっていれば,あえて層別解析を行う必要はない.

　この食道がんの疫学研究では,年齢階級によってオッズ比が2.58から6.36,∞の値をとり,各年齢で患者群のほうが対照群よりも平均アルコール摂取量が有意に高いことがわかる($p<0.05$).代表値として共通オッズ比を求めたところ,$\psi_C = 5.158$となり,平均アルコール摂取量が有意に高いことが認められた($p<0.0001$).

12. 一歩進んだ解析

本章は患者対照研究やコーホート研究の解析に用いられるロジスティック解析を扱う．また，コーホート研究あるいは介入研究において用いられる発生率の推定法である Kaplan-Meier 法や 2 群の生存率の比較検定手法，および生存時間に影響を与える多変数因子を扱うための Cox モデルについて解説する．

12.1 ロジスティック解析

患者群と対照群において，年齢のように結果に影響を与える因子が存在する場合を考える．各群においてそのような因子の分布が異なっていると比較可能性が崩れ，結果に差があったとしても，群間の差なのか因子による差なのかはわからない．この因子の影響を除去するための一つの方法が層別解析であった．しかし層別解析の欠点は，層に分けることによって各層のサイズが小さくなってしまうことにある．もし結果に影響を与える因子が多数あれば，層に分けることにより各層のセルの度数は非常に小さくなってしまう．これではオッズ比の値がセルの度数により大きく影響を受け，オッズ比の変動が大きくなってしまい，何のための層別解析かわからなくなってしまう．この状況を多変量解析の手法を用いて工夫した方法の一つがロジスティック解析である．

多変量解析では，線形回帰 $y = a_0 + a_1 x_1 + a_2 x_2 + \cdots + a_p x_p$ などの線形モデルを用いる手法が一般的であるが，オッズに直接このモデルを当てはめると，$x_1, \cdots, x_p$ の値によってオッズが負の値をとってしまうような不具合が起きる場合がある．その解決法として，オッズの対数変換により，モデルに整合性を与えることができる．このモデルは理解しやすく広く利用されている．次の**表 12.1** をみてみよう．

患者群の曝露オッズは a/b，対照群の曝露オッズは c/d である．患者群の曝

表12.1 2×2分割表

対象	曝露	非曝露	計
患者群	a	b	n_1
対照群	c	d	n_0
計	m_1	m_0	n

露割合は a/n_1,対照群の曝露割合は c/n_0 であった.$p_1=a/n_1$,$p_0=c/n_0$ とすると,曝露オッズと曝露割合の間には,$a/b=p_1/(1-p_1)$,$c/d=p_0/(1-p_0)$,したがってオッズ比 ψ と p_1,p_0 の間には,

$$\psi = \frac{\dfrac{p_1}{1-p_1}}{\dfrac{p_0}{1-p_0}} \tag{12.1}$$

という関係が成り立つ.ところで,

$$\log \frac{p}{1-p} \tag{12.2}$$

を,割合 p のロジット(ログオッズ)という.オッズ比 ψ の対数をとると,

$$\log \psi = \log \frac{p_1}{1-p_1} - \log \frac{p_0}{1-p_0} \tag{12.3}$$

となり,曝露群でのロジットと対照群でのロジットの差になる.オッズ比 ψ は $0<\psi$ の値をとる.

さて,患者群($x=1$)と対照群($x=0$)のように,x で群を区別することにしよう.また,ロジットに対して線形単回帰式を考える.このモデルのことを(単変量の)ロジスティックモデルという.ロジスティックモデルを用いた解析をロジスティック解析という.

$$\log \frac{p}{1-p} = a_0 + ax \tag{12.4}$$

患者群,対照群ではそれぞれ,

$$\log \frac{p_1}{1-p_1} = a_0 + a \times 1 = a_0 + a \tag{12.5}$$

$$\log \frac{p_0}{1-p_0} = a_0 + a \times 0 = a_0 \tag{12.6}$$

なので差をとると,

$$\log\frac{p_1}{1-p_1}-\log\frac{p_0}{1-p_0}=a \tag{12.7}$$

すなわち $\log\psi=a$ となる．つまり，

$$\log\frac{p}{1-p}=a_0+(\log\psi)\times x \tag{12.8}$$

であり，x の回帰係数が対数オッズ比に一致する．この性質のために，ロジスティックモデルは非常に理解しやすいモデルになっている．

さて，基準となる群を $x=0$，比較したい群を $x=1$ で表し，調整したい変数 $x_1, x_2, \cdots, x_p$ があったとしよう．このとき用いるロジスティックモデルは

$$\log\frac{p}{1-p}=k_0+kx+k_1x_1+k_2x_2+\cdots+k_px_p \tag{12.9}$$

である．ここで，$k_0, k, k_1, \cdots, k_p$ はロジスティックモデルの(偏)回帰係数である．x の回帰係数の意味を考えてみると，他の変数 $x_1, x_2, \cdots, x_p$ を固定したときの x が1増加するときの増加率であり，これは $x_1, x_2, \cdots, x_p$ の挙動を調整したときの調整対数オッズ比であると理解できる．$x_1, x_2, \cdots, x_p$ で調整したオッズ比 ψ_M は，$k=\log\psi_M$ すなわち

$$\psi_M=e^k \tag{12.10}$$

で与えられる．

以上は，変数 $x, x_1, \cdots, x_p$ が連続または二つのカテゴリーで表される場合のモデルである．もし，変数 $x_i(i=1,\cdots,p)$ が三つ以上 (s_i 個) のカテゴリーで表される場合は，どこかのカテゴリー(例えばカテゴリー1)を基準としてその他のカテゴリーについて，

    変数 x_i がカテゴリー j に属するとき $x_{ij}=1$
    変数 x_i がカテゴリー j に属さないとき $x_{ij}=0$

となる2値変数 $x_{ij}(j=2,\cdots,s_i)$ を用いるとよい．すなわち

x_i		x_{i2}	$\cdots$	x_{is_i}
(カテゴリー1)	$\Rightarrow$	0		0
(カテゴリー2)	$\Rightarrow$	1		0
$\vdots$		$\vdots$		$\vdots$
(カテゴリー s_i)	$\Rightarrow$	0		1

つまり，x_i を $k_{i2}x_{i2}+\cdots+k_{isi}x_{isi}$ の変数の組で表す．比較したい変数 x にも同様に x_j を考える．

このとき，式 (12.9) は，

$$\log\frac{p_{ij}}{1-p_{ij}} = k_0 + \sum_{j=2}^{s_0} k_j x_j + \sum_{j=2}^{s_1} k_{1j} x_{1j} + \cdots + \sum_{j=2}^{s_p} k_{pj} x_{pj} \qquad (12.11)$$

となる．

x のカテゴリー1に対するカテゴリーjの調整したオッズ比 ψ_M は

$$\psi_M = e^{k_j} \qquad (12.12)$$

となる．

ここで紹介した方法は，マッチングしないデータに対する（条件なし）ロジスティック解析である．マッチングしたデータに対する（条件付き）ロジスティック解析は，本書の程度をこえるので成書（例えば Breslow and Day (1980)）を参考されたい．

12.2 Kaplan-Meier 法

コーホート研究のような追跡調査において，観察開始時点からある事象（例えば疾病発生や死亡）が起こるまでの時間について，曝露因子との関連を解析したいような場合がある．このような解析は生存時間分析と呼ばれている．本節では，生存確率の推定や2群の生存確率の比較に対する検定について，基本的な考え方と解釈について解説する．

12.2.1 Kaplan-Meier 法

生存時間分析における生存時間とは，調査開始時点から死亡までの時間を意味するが，より一般的にはあるイベントの発生までの時間を指している．通常の意味では死亡がそのイベントであるが，喫煙群と非喫煙群における肺がん発生率比較のためのコーホート調査では，イベントとは肺がんの発生である（今後も死亡，生存という用語を用いるが，より一般的な意味で解釈されたい）．したがってここでいう生存時間とは調査開始から肺がん発生までの時間である．

さて，追跡調査での問題の一つは，研究対象者の研究からの脱落である．喫煙群と非喫煙群の肺がんの発生率の比較において，脱落は「転居などによって追跡が不可能となる」，「追跡期間内に肺がんではなく，別の疾病，例えば脳卒中を発生した」などによって起こる．脱落したデータを中途打ち切りデータという．中途打ち切りデータは，その時刻までは死亡していないが，その後は不明であるという性質をもっている．

生存時間分析においては，次の二つの関数がその中心的な役割を果たす．
(1) 生存確率関数 $S(t)$
(2) ハザード率関数（瞬間危険率関数）$h(t)$

生存確率関数 $S(t)$ は，時刻 t をこえて生存する確率であり，
$$S(t) = P(T > t) \qquad (12.13)$$
と表すことができる．

ハザード率関数 $h(t)$ は，時刻 t に生存しているがその直後に，個体が死亡する確率である．時刻 t と $t+\Delta t$ の間に死亡する確率を死亡密度関数 $f(t)$ を用いて $f(t)\Delta t$ と書けばハザード率関数 $h(t)$ は，
$$h(t) = \frac{f(t)}{S(t)} \qquad (12.14)$$
であり，時刻 t の瞬間（単位時間）にイベント発生する確率を表している．ハザード率関数はまた生存確率関数 $S(t)$ の微分 $S'(t)$ を用いて，
$$h(t) = -\frac{S'(t)}{S(t)} \qquad (12.15)$$
と書き表すこともできる．

すべての個体の死亡日，脱落した日がわかれば，Kaplan-Meier 法を用いて生存確率関数 $S(t)$ を推定できる．サイズ n の集団に対して，観察開始時点を $t=0$ とし，観察された死亡時刻あるいは脱落時刻 t_i を以下のように，脱落した時刻のときのみアスタリスク（*）をつけて表記する．死亡個体が r であるとき，実際の死亡時刻を $t_{(1)} < t_{(2)} < \cdots < t_{(r)}$ とする．このとき，**表 12.2** を得る．

ここで，$n_{i+1} = n_i - d_i - c_i (i=1,\cdots,r)$ である．$t_{(i)}$ における死亡確率は $q_i = d_i/n_i$ であり，$t_{(i)}$ における生存確率は $p_i = 1 - q_i = (n_i - d_i)/n_i$ である．

表12.2 観察データの内訳

時刻	0	$t_{(1)}$	$t_{(2)}$	⋯	$t_{(i)}$	$t_{(i+1)}$	⋯	$t_{(r)}$
時刻 $t_{(i)}$ における死亡個体数	0	d_1	d_2	⋯	d_i	d_{i+1}	⋯	d_r
時刻 $t_{(i)}$ 直前での生存個体数	n	n_1	n_2	⋯	n_i	n_{i+1}	⋯	n_r
時刻 $t_{(i)}$ から時刻 $t_{(i+1)}$ の間の脱落個体数	c	c_1	c_2	⋯	c_i	c_{i+1}	⋯	

時刻 $t_{(i)} \leq t < t_{(i+1)}$ における生存確率関数 $S(t)$ は

$$S(t) = p_1 \times p_2 \times \cdots \times p_i \tag{12.16}$$

と書き表すことができる ($0 \leq t < t_{(1)}$ では $S(t) = 1$). この $S(t)$ を生存率の Kaplan-Meier 推定量という.

生存率の Kaplan-Meier 推定量 $S(t)$ において,時刻 $t\,(t_{(i)} \leq t < t_{(i+1)})$ における信頼区間は次のように構成できる.

時刻 t における $S(t)$ の標準誤差 $SE(t)$ は,Greenwood によって

$$SE(t) = S(t) \sqrt{\frac{d_1}{n_1 - d_1} + \cdots + \frac{d_i}{n_i - d_i}} \tag{12.17}$$

と与えられている ($0 \leq t < t_{(1)}$ では $S(t) = 0$).

各時刻 t で $S(t)$ が正規分布している仮定をおくと,例えば $S(t)$ の 95% 信頼区間は正規分布の上側下側 2.5% である ±1.96 を用いて,

$$(S(t) - 1.96 SE(t),\quad S(t) + 1.96 SE(t)) \tag{12.18}$$

となる.

$t\,(t_{(i)} \leq t < t_{(i+1)})$ におけるハザード率 $h(t)$ は,

$$h(t) = \frac{d_i}{n_i(t_{(i+1)} - t_{(i)})} \tag{12.19}$$

で与えられる ($0 \leq t < t_{(1)}$ では $S(t) = 0$).

例 1) 表 12.3 は急速性糸球体腎炎の治療開始から個体死までの生存確率関数について,治療開始時のクレアチニン値 (<4.3, ≥ 4.3) によって 2 群に分けたデータである.このデータをもとに生存確率の Kaplan-Meier 推定量を求めたのが図 12.1 である.Kaplan-Meier 推定量は階段状でしだいに減少した形状をとる.生存確率の下がる点は,死亡時刻を表している.

生存確率の解析において，生存個体が全体の半分になる時刻（メジアン生存時間）を知りたい場合がある．メジアン生存時間とは，生存確率が0.5となる時刻のことで，その点にx軸に平行な直線を引き，グラフとの交点を与える時

表12.3 クレアチニン値（<4.3, ≧4.3）に対する生存時間(月)

クレアチニン値<4.3			クレアチニン値≧4.3				
0	35*	61	4	22	40	52	66
9	39	61	5	24	41	53*	66*
9	45	62	7	28	42*	54	68*
13	46	62*	9	29	42*	55	69
14*	47*	64	9*	29	43	59	70
16	47*	64*	9	29*	44	59*	72*
17	48*	65	11	30	46	61	73
17	48*	69*	13	30	46*	61	73
18	51*	70*	13*	30	46*	61	74*
22*	53	75	16	31	46*	61	75
27	54*	75*	16	31	47	62	75
27	55*	76	17	31*	48	62	75*
28*	56*	77	17	34	49	62*	77*
30	57*	77*	17	35	49	62*	79
30*	58	78	19*	36	49	63	79
31	58*	79	20	37*	51	63	80*
31	59*	79*	21	39	51*	65*	80*
31	61		21	39	52	65*	80*

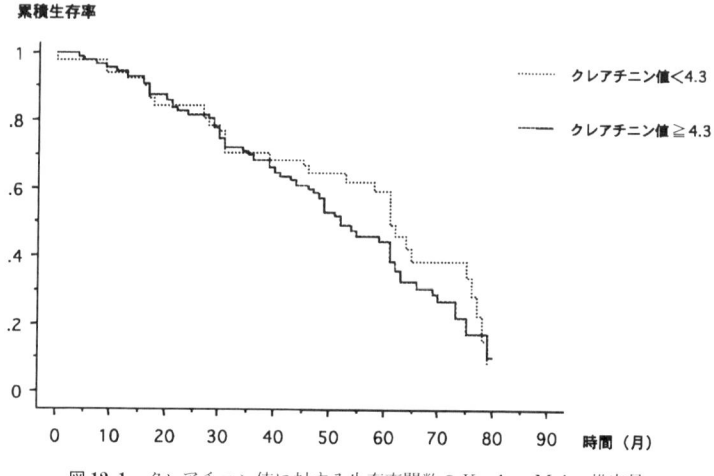

* 打ち切り.

図12.1 クレアチニン値に対する生存率関数のKaplan-Meier推定量

刻を読み取って求める（統計解析ソフトでは出力してくれる）．

中途脱落例が多くなると，観測された最長の死亡時刻の時点でもあまり0に近づかない．これは脱落しているデータは生存しているのか死亡しているのかが不明なため生じている．

12.2.2 2群の生存率の比較

表12.3において，治療開始時点のクレアチニン値がその後の生存率に影響を与えているのかどうかを比較しよう．

各群のKaplan-Meier推定量$S(t)$は図12.1のように表せた．1群および2群において，死亡個体数をそれぞれ$r_1, r_2, (r = r_1 + r_2)$，死亡時刻$t_{(i)}(i = 1, \cdots, r_1 + r_2)$の直前での生存数をそれぞれ$n_{1i}, n_{2i}, t_{(i)}$における死亡個体数をそれぞれ$d_{1i}, d_{2i}$とする(**表12.4**)．また，時刻$t_{(i)}$における両群の死亡個体数の和を$d_i$とする$(d_i = d_{1i} + d_{2i})$．2群の生存率の比較はこの$r_1 + r_2$個の2×2表の解析であり，これは層別解析の方法となる．

よく用いられる検定法は，ログランク検定，（一般化）Wilcoxon検定，尤度比検定で，この3種を解説する．

1) ログランク検定

時刻$t_{(i)}$において，$n_{1i}, n_{2i}, d_i, n_i - d_i$を固定すると，(1, 1)セルの観測度数$o_i = d_{1i}$は平均$e_i$，分散$v_i$，

$$\begin{aligned} o_i &= d_{1i} \\ e_i &= n_i \times \frac{d_i}{n_i} \times \frac{n_{1i}}{n_i} = \frac{d_i n_{1i}}{n_i} \\ v_i &= \frac{n_{1i} n_{2i} d_i (n_i - d_i)}{n_i^2 (n_i - 1)} \end{aligned} \quad (12.20)$$

表12.4　2×2分割表

死亡時刻 $t_{(i)}$	$t_{(i)}$における死亡個体数	$t_{(i)}$をこえる生存個体数	計
1群	d_{1i}	$n_{1i} - d_{1i}$	n_{1i}
2群	d_{2i}	$n_{2i} - d_{2i}$	n_{2i}
計	d_i	$n_i - d_i$	n_i

の分布となり，次の χ^2_L は

$$\chi^2_L = \frac{\{\sum_{i=1}^{r}(o_i - e_i)\}^2}{\sum_{i=1}^{r} v_i} = \frac{\{(o_1 - e_1) + \cdots + (o_r - e_r)\}^2}{v_1 + \cdots + v_r} \sim \chi^2_1 \quad (12.21)$$

近似的に自由度1の χ^2_1 分布に従うことがわかっている．この検定統計量を用いる検定をログランク検定という(Mantel-Haenszel 検定，Mantel-Cox 検定，Peto-Mantel 検定などとさまざまな名前で呼ばれているが，最近はログランク検定として統一されてきている)．

2) 一般化 Wilcoxon 検定

$$\chi_W^2 = \frac{\{\sum_{i=1}^{r} n_i(o_i - e_i)\}^2}{\sum_{i=1}^{r} n_i^2 v_i} = \frac{\{n_1(o_1 - e_1) + \cdots + n_r(o_r - e_r)\}^2}{n_1^2 v_1 + \cdots + n_r^2 v_r} \sim \chi^2_1$$

$$(12.22)$$

ログランク検定統計量と似た検定統計量であるが，$(o_i - e_i)$ の代わりに $n_i(o_i - e_i)$，v_i の代わりに $n_i^2 v_i$ を用いた手法である．一般化 Wilcoxon 検定統計量で $n_i = 1$ とおいたものがログランク検定統計量である．

二つの検定方法の特徴であるが，一般化 Wilcoxon 検定は r 個の層に対して各層のサイズ（個体数）で重み付けされているので，個体数の多い層の影響が大きい．つまり一般化 Wilcoxon 検定は，研究開始時点に近い部分の差を感知しやすい検定である．これに対して，ログランク検定は層をすべて公平に扱った検定である．

3) 尤度比検定

各群のハザード率が時刻 t に関わりなく常に一定であるというモデルを用いた方法である．1群，2群のハザード率比をそれぞれ h_1, h_2，その対数をそれぞれ β_1, β_2 とおき，生存個体に対する死亡率がどの瞬間でも変化しないと仮定し，両群から得られるハザード率比が1（$\beta_2 - \beta_1 = 0$）かどうかを検定する方法である．

$$\log \frac{h_2}{h_1} = \beta_2 - \beta_1 = \beta, \quad H_0 : \beta = 0, \quad H_1 : \beta \neq 1 \quad (12.23)$$

各群においてモデルの存在確率で最大にし，その比から検定統計量を導出する．

したがって，もし，β_1, β_2 がほとんど等しい値であればモデルの最大存在確率比も1に近い．次の Λ が尤度比検定統計量であり，

$$\Lambda = -2 \times \log(\text{最大存在確率比}) \sim \chi^2_1 \tag{12.24}$$

近似的に自由度1の χ^2_1 分布に従うことが知られている．

ログランク検定，一般化 Wilcoxon 検定と違って，尤度比検定はハザード率に関して仮定を与えている方法なので，使用の際には仮定の検証が望まれる．実際には，ハザード率のグラフをながめて t に関係なく一定かどうかを見るだけでも十分である．もし，仮定が成立していないようであれば，用いないほうが無難である．ログランク検定，一般化 Wilcoxon 検定では，このようなことは考えなくてよい．

例2) 例1の続き

表12.5は，クレアチニン値<4.3群とクレアチニン値≧4.3群の生存確率 $S_1(t)$, $S_2(t)$ を，三つの検定法を用いて解析した結果である．いずれの検定においても有意な差を認めることができなかった．

表12.5 生存率曲線の検定

検定法	χ^2	p 値
ログランク検定	1.009	0.3152
一般化 Wilcoxon 検定	0.764	0.3821
尤度比検定	1.045	0.3066

12.3 Cox 回帰

12.2節で2群の生存確率関数の差を検定する方法として，ログランク検定，一般化 Wilcoxon 検定，尤度比検定を解説した．これは基準となる群 ($x=0$)，比較したい群 ($x=1$) としたとき，x の生存確率関数 $S(t)$ への関連を調べる方法といえる．多変数（因子）$x_1, \cdots, x_p$ の $S(t)$ への関連を同時に調べるにはどのような解析を行ったらよいだろうか．本節では，生存時間分析における多変量解析の手法として Cox 回帰（比例ハザード法）について解説する．

基準とする群 $x=0$ の生存率関数を $S_0(t)$，ハザード率関数を $h_0(t)$，比較したい群 ($x=1$) においては，それぞれ $S_1(t)$, $h_1(t)$ とする．

このとき，すべての時刻 t において
$$h_1(t) = \alpha h_0(t) \quad (\text{または } S_1(t) = S_0(t)^\alpha) \tag{12.25}$$
とハザード率関数 $h_1(t)$ が t とは無関係に $h_0(t)$ の定数 (α) 倍になっているとき，比例ハザード性が成立するといい，Cox 回帰では重要な役割を果たす．比例定数について
$$\alpha = \exp(\alpha_0 + \alpha_1 x_1 + \cdots + \alpha_p x_p) \tag{12.26}$$
とおくと
$$h_1(t) = h_0(t) \exp(\alpha_0 + \alpha_1 x_1 + \cdots + \alpha_p x_p) \tag{12.27}$$
あるいは
$$\log \frac{h_1(t)}{h_0(t)} = \alpha_0 + \alpha_1 x_1 + \cdots + \alpha_p x_p \tag{12.28}$$
となる．このモデルを比例ハザードモデル，このモデルを用いた解析を Cox 回帰という．Cox 回帰は，比例ハザード性が成立している強い仮定の下で，比例定数の対数を従属変数とした線形回帰分析である．

Cox 回帰においては，各(偏)回帰係数は最尤法を用いて推定される．帰無仮説 H_0，対立仮説 H_1 は，それぞれ
$$\begin{aligned} H_0 &: \alpha_i = 0 \\ H_1 &: \alpha_i \neq 0 \end{aligned} \tag{12.29}$$
である．

比例ハザード性は，
$$h_1(t) = h_0(t) \alpha \tag{12.30}$$
または，
$$S_1(t) = S_0(t)^\alpha \tag{12.31}$$
の成立なので
$$\begin{aligned} -\log S_1(t) &= \alpha(-\log S_0(t)) \\ \log(-\log S_1(t)) &= \log \alpha + \log(-\log S_0(t)) \end{aligned} \tag{12.32}$$
すなわち，$-\log S_0(t)$ と $-\log S_1(t)$ が比例しているか，$\log(-\log S_1(t))$ と $\log(-\log S_0(t))$ がある定数分離れているかを確認するとよい（最近の統計解析ソフトは，この図の出力をカバーしているものが多い）．

変数 x に対する比例ハザード性の簡単な検定法としては，比例定数に関して

$$\log \frac{h_1(t)}{h_0(t)} = (\beta_1 + \beta_2 \log(t))x \tag{12.33}$$

というモデルのもとで，

$$\begin{aligned} H_0 &: \beta_2 = 0 \\ H_1 &: \beta_2 \neq 0 \end{aligned} \tag{12.34}$$

がある．

もし H_0 が棄却されるならば $\beta_2 \neq 0$ であり，比例定数は $e^{\beta_1} t^{\beta_2}$ となり，比例ハザード性は成立しないことを意味している．重ねて前述のグラフによる確認を行うことは重要である．

Cox 回帰（比例ハザードモデル式 (12.28)）を用いた解析の手順としては，まず総括的な帰無仮説

$$\begin{aligned} H_{G0} &: \alpha_0 = \alpha_1 = \cdots = \alpha_p = 0 \\ H_{G1} &: H_{G0} \text{ ではない} \end{aligned} \tag{12.35}$$

を検定し，H_{G0} が棄却されたとき，各変数の

$$\begin{aligned} H_{k0} &: \alpha_k = 0 \\ H_{k1} &: \alpha_k \neq 0 \end{aligned} \tag{12.36}$$

を検定する．これらの検定には，尤度比検定やスコア検定や，Wald 型の検定などが用いられる．

総括的な帰無仮説 H_{G0} は各因子が比例定数を変える力があるかどうかの検定であり，もし H_{G0} を棄却できなければ，$x_1, \cdots, x_p$ がどのように変わろうともハザード率比は変化しないので，モデルを変更する．

各因子 x_i の（偏）回帰係数 α_i が推定され，$H_{i0} : \alpha_i = 0$ が棄却されたとき，

$$\frac{h_1(t)}{h_0(t)} = e^{\alpha_i} \tag{12.37}$$

で表される e^{α_i} を（ハザード）率比といい，時々リスク比と呼ばれ RR などで表記される場合もある．

α_i の 95% 信頼区間は α_i の分布から与えられる．例えば Wald 型の検定では，平均 (α_i, V_i) の正規分布に近似的に従うことを用いて，

$$(e^{\alpha_i - 1.96\sqrt{V_i}}, \quad e^{\alpha_i + 1.96\sqrt{V_i}}) \tag{12.38}$$

で与えられる．V_i の形は複雑なので成書を参考にされたい（SAS. Technical Report J-117 など）．

Cox 回帰も回帰分析なので，$x_1, \cdots, x_p$ の中に挙動が似ている変数があると，それらの変数の係数の推定精度が下がるので注意する（多重共線性）．

例3） 急速進行性腎炎における疫学研究

医学的な検討によって Pauci と MPA の合併群について，予後に影響を与えると思われる因子の中から 5 変数，y_1：治療開始時血清クレアチニン [mg/dl]，y_2：治療開始時アルブミン [g/dl]，y_3：治療開始時尿量 [ml/day]，y_4：治療開始時 CRP 値 [mg/dl]，y_5：治療開始時肺病変有無を抽出した．

各変数は，結果を理解しやすくするために次のようにそれぞれ 2 群に分けた．

$$x_1 = 1 \quad (y_1 \geq 4.3)$$
$$x_1 = 0 \quad (y_1 < 4.3)$$
$$x_2 = 1 \quad (y_2 \geq 2.9)$$
$$x_2 = 0 \quad (y_2 < 2.9)$$
$$x_3 = 1 \quad (y_3 \geq 1.5)$$
$$x_3 = 0 \quad (y_3 < 1.5)$$
$$x_4 = 1 \quad (y_4 \geq 2.6)$$
$$x_4 = 0 \quad (y_4 < 2.6)$$
$$x_5 = 1 \quad (y_5 = \text{"あり"})$$
$$x_5 = 0 \quad (y_5 = \text{"なし"})$$

このとき比例ハザード性を検討すると，すべての変数で比例ハザード性を否定できなかった（**表 12.6**）．

表 12.6 比例ハザード性の検討

変　数	n	β_2
クレアチニン：y_1	324	0.006 $(p=0.78)$
アルブミン：y_2	324	0.022 $(p=0.90)$
尿量：y_3	324	0.056 $(p=0.91)$
CRP：y_4	324	0.006 $(p=0.67)$
肺病変：y_5	324	-0.031 $(p=0.85)$

表12.7 比例ハザードモデルにおける各変量の推定値,標準偏差,p値,およびハザード率比

H_0		推定量	SE	p値	ハザード率比
総括的帰無仮説 $a_0=a_1=a_2=a_3=a_4=a_5=0$				0.0001	
クレアチニン:y_1	$a_1=0$	0.531	0.232	0.022	1.67
アルブミン:y_2	$a_2=0$	-0.270	0.233	0.094	0.70
尿量:y_3	$a_3=0$	-0.362	0.216	0.246	0.76
CRP:y_4	$a_4=0$	0.09	0.217	0.687	1.09
肺病変:y_5	$a_5=0$	0.85	0.235	0.0003	2.35

比例ハザードモデル

$$h_1(t)=h_0(t)e^{(a_0+a_1x_1+a_2x_2+a_3x_3+a_4x_4+a_5x_5)} \qquad (12.39)$$

のもとで,**表12.7**を得た.**表12.7**より,総括的帰無仮説が棄却されるので,回帰モデルを用いることに意味がある.5%で有意になった変数はクレアチニンと肺病変であり,それぞれハザード率比が1.67と2.35となることが示された.

各変量の関連については,一致係数や相関係数などでも検討できる.

13. これからの疫学

13.1 コンピュータとのリンク

　いまや，コンピュータをいっさい使用せずに生活している人はいない．現在のコンピュータは，単なる計算機としてではなく，文章や画像や音声などといった多彩な情報を扱う装置としてわれわれの生活に深く関わっている．疫学の手法も，コンピュータを用いて応用される．本節ではまず疫学研究の各段階において，どのような種類のアプリケーションソフトを用いればよいのかを概説する．そののち，使うべきアプリケーションを実際にどのように決定していけばよいかを解説する．

13.1.1 データの収集
　疫学研究を始めるにあたっては，まず研究に利用するデータをいかに集めるかが問題となる．第10章で述べられているように，これにはさまざまな方法があるが，コンピュータを利用することでデータ収集の効率化をはかることができる場合がある．
　例えば，質問紙による曝露データ収集を，コンピュータで行うことを考えてみよう．コンピュータ画面を質問紙として利用することで，画像によるガイダンスを使ったわかりやすいデータ収集システムを構築することができ，また収集したデータは入力作業なしでコンピュータによるデータ処理を行うことができる．
　さらに，インターネットを使ってこのような電子化質問紙によるデータ収集を行うこともできる．質問紙を WWW (World Wide Web) のページとして作成することで，動画や音声のガイダンスを伴う双方向的な質問紙を作成することも可能となる．また，質問紙を Web ページとして作成すれば，それはどこにあるコンピュータでも共通に利用できる．このことを利用して，インターネッ

トを介して，きわめて少ない費用で大規模な調査を実行することが可能となる．もちろんこの方法は調査対象者がインターネットにアクセス可能な場合に限られるという欠点はあるが，日常的に電子メールを使っている職場の集団を対象とした調査などには非常に有効である．

また，最近ではインターネットを利用することで，きわめて少ない費用で大量の電子化されたデータを広範囲に配布することが可能となった．これを利用し，一部の政府機関や自治体では研究に利用できる統計データを公開している場合がある．これを利用すれば，データ入力の手間をなくすことができ，研究の本質的な部分に十分な時間をかけることができる．そのため，研究を始める前に，WWW の検索エンジンを活用してこのような公開データの利用可能性を

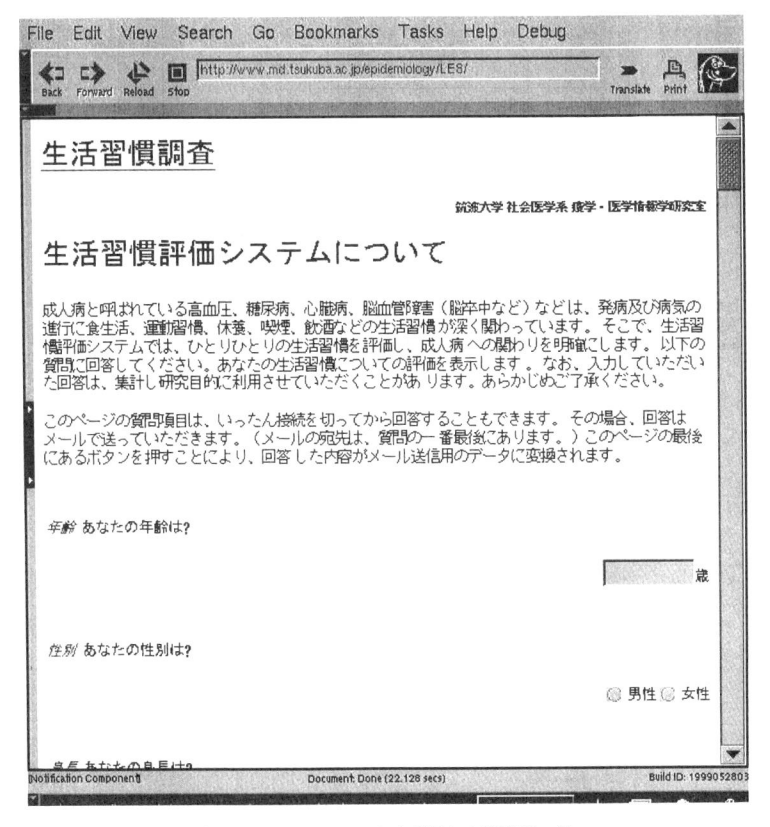

図 13.1　コンピュータを利用した質問紙の例

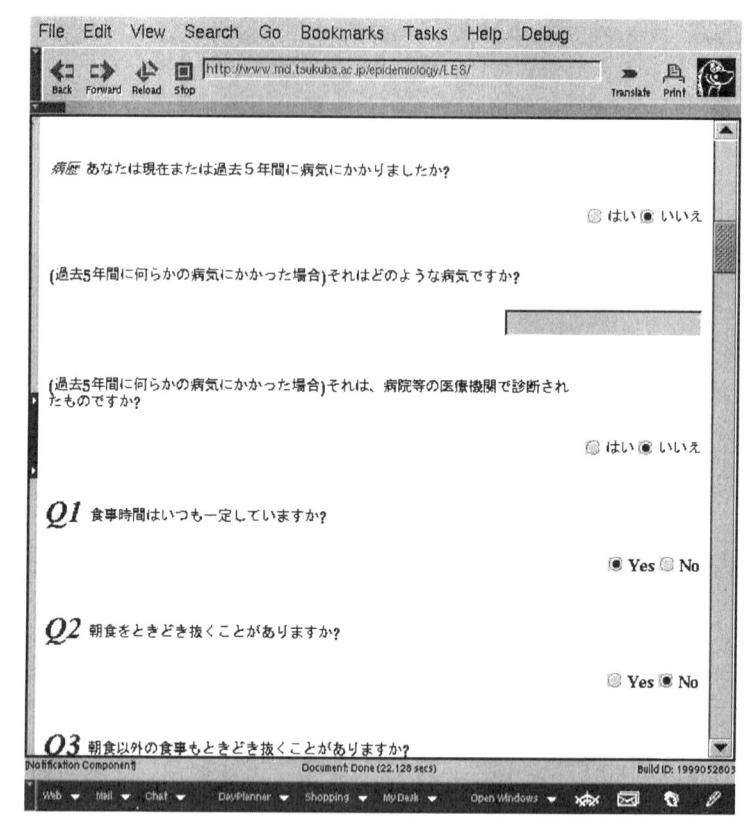

図 13.2 Web ページとして作成したもの

あらかじめ調査しておくべきである．

13.1.2 データの蓄積と洗浄

曝露と罹患のデータが集まっても，それを統計解析するためにはデータがコンピュータで処理できる形に変換されている必要がある．従来は手作業でデータをコンピュータに打ち込み，それを大型計算機に移して解析を行う場合が多かったが，大量のデータを扱う場合には効率が悪い．最近では高性能なイメージスキャナーと，「OCR (optical charactor reader，光学的文字読み取り装置)」と呼ばれるアプリケーションがパソコンで利用でき，これらを使うと紙の原稿

に書かれた文字を自動的にコンピュータに読み取ることができるので、それらを利用するほうが効率がよい．

　しかし，このように自動読み取りを行った場合にはデータの入力誤りも多くなるので，データの妥当性や整合性の確認をより厳しく行う必要がある．そのためには，入力されたデータを直接データベースソフトに格納し，不適切なデータを取り除いたり，内容を確認したうえで，統計解析ソフトに渡すべきである．データベースソフトには，ある範囲に収まっていないデータを抽出したり，いくつかの項目の値の合計を他の項目と比較したり，データをグラフ化する機能が含まれる．それらを活用して，統計解析を行う前に，入力誤りのあるデータを修正しておくことが重要である．

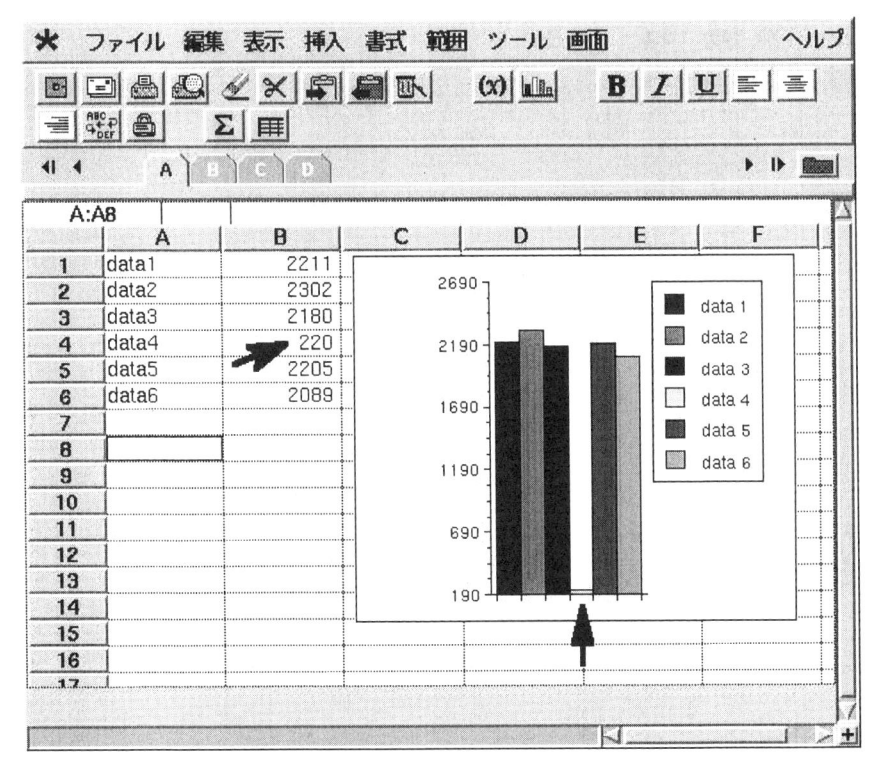

図13.3　手入力したデータをグラフ化したもの
入力誤りと思われるデータ（矢印）がある．

13.1.3 実験的な統計処理

データの解析を始める際には，データに対してどのような解析手法を用いるかをあらかじめすべて決めておくことが望ましいが，実際にデータを手にすると追加的にデータ解析する必要が生じることもある．この段階では，各種の解析手法をできるだけ手軽に適用できるようなソフトが有用である．最近の統計解析ソフトでは，メニュー画面から各種の解析手法を選択するだけで，手軽にさまざまな統計解析を試みることができる．

13.1.4 大量のデータの統計処理

比較的小規模のデータに対し，数回だけ特定の解析を適用する場合には，前節で述べたようなメニュー画面で操作する統計解析ソフトを使えばよい．しかし，頻繁に更新・追加されるデータに対して，何回も解析を繰り返す必要がある場合には，操作ミスを避けるためにも SAS や S といった簡易言語方式の処

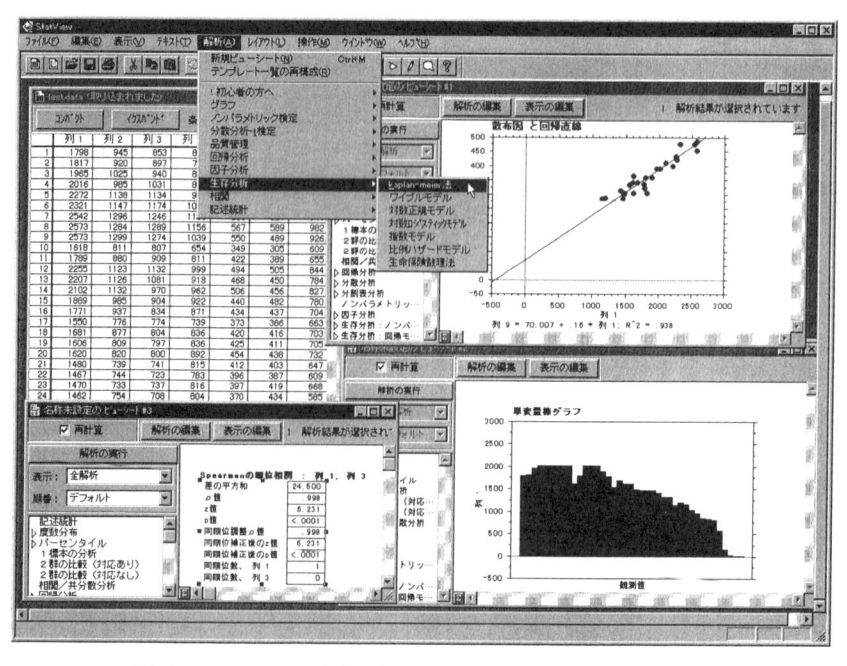

図 13.4 メニューから操作可能な統計解析アプリケーションの操作例

```
l <- array(0,c(jmax,11));
u <- array(0,c(jmax,11));
for(j in 1:nrow(smrci)){
  i <- 5;
  result <- smrci[j,1:4];
  while(i <- 25){
    l[j,(i-3)/2] <- (qchisq(pvalue/2,2*smrci[i][j])/2)/smrci[(i+1)][j];
    u[j,(i-3)/2] <- (qchisq(1-pvalue/2,2*smrci[i][j]+2)/2)/smrci[(i+1)][j];
    result <- c(result,l[j,(i-3)/2],u[j,(i-3)/2]);
    i <- (i+2);
  }
}
```

図 13.5 統計解析ソフトのプログラムの例

理ができる統計解析ソフトを利用するほうがよい．これらを使って解析を行うには，図 13.5 に示すようなプログラムを作成しなければならないが，一度これを作成すれば，データを変更してもすぐに同様の解析を行うことができる．また，複数の解析を組み合わせて結果を出す必要がある場合も，その手順をプログラムとして保存しておけるので，複雑な手順も操作ミスをすることなく実行できる．

13.1.5 データや解析結果の視覚化

データの分布をグラフ化することは，統計解析を行う際に重要な作業である．また，研究成果を発表するときには解析の結果をわかりやすい図にして表現することも必要である．統計解析ソフトには一般にグラフ作成機能があるが，表計算ソフトにもグラフ作成機能があるので，それにデータを移してグラフ化してもよい．あらかじめデータをデータベースソフトに格納しておけば，このようなデータの移行も簡単に行うことができる．

13.1.6 ソフトウェアの選択

これまで紹介してきたようなそれぞれの分野のソフトは，市販のもの，フリーソフトウェアのものを含めて多くの選択肢がある．ここでは，ソフトを選ぶ

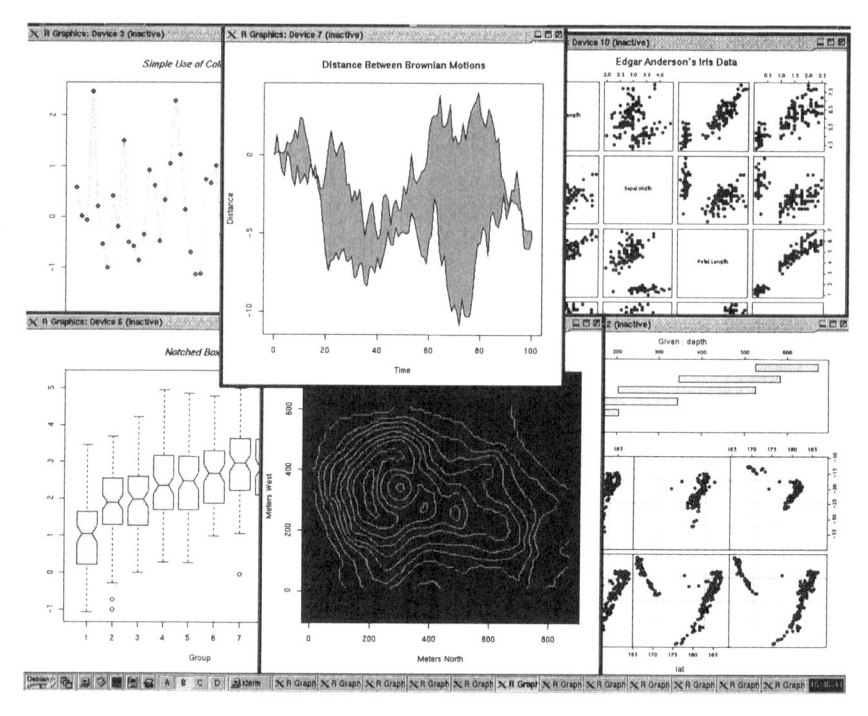

図 13.6　データの視覚化の例

際に考慮すべきことについて述べる．

　研究に利用するソフト，とくに統計解析に利用するためのソフトには，正確性が求められる．誤った計算結果を出してしまっても，それをソフトの責任にはできないので，ソフトの計算の正確性もよく吟味する必要がある．

　しかしながら，市販されているソフトにも不具合が残っているものもある．とくに研究目的で利用する場合は，大規模なデータや極端なデータを与えることが多いため，ソフトの潜在的な不具合が現れやすい．

　ソフトの不具合に遭遇したとき，われわれがとりうる対策は非常に限られている．すなわち，ソフトメーカーに不具合の修正を依頼するか，同機能の他のソフトを探すかである．前者をとった場合，多大な時間と費用がかかり，後者をとればデータをすべて移し替えて新しいソフトの操作法を習得しなおすという手間がかかる．

このような状況を回避する方法の一つに自分でソフトの不具合を修正することがある．最近，Linuxのような「オープン・ソース・ソフトウェア」という種類のソフトが次々とリリースされている．これは，ソフトのソース・コード，すなわち内部の動作ロジックが完全に見える形でリリースされているソフトを指す．この種のソフトでは，プログラミング言語の知識があれば，内部で使われているアルゴリズムを知ることができ，出力結果を信頼できるかどうかが判断できる．さらに，必要があればソフトの内部を修正して不具合を回避することもできる．

以上のことから，研究に利用するソフトは，十分に信頼できるメーカーの製品を用いるか，あるいはオープン・ソース・ソフトウェアを用いることが重要である．

次に重要なことは，ユーザーの多いソフトを利用することである．現在はインターネットを介して世界中の研究者が情報を共有できる環境が整っている．専門的なソフトでも，インターネットで調べてみればかなりのユーザーがおり，使用経験などを公開していることが期待できる．ソフトの信頼性を判断するのにこれは有用な情報となる．また，オープン・ソース・ソフトウェアであれば，不具合への修正内容がユーザーによって公開されていることも多く，自分にプログラミング言語の知識がなくとも修正は可能な場合が多い．

このように，研究で利用しようとするソフトについては，カタログ上の情報や値段に惑わされず，事前にインターネットで十分に情報を集めたうえで，信頼性の高いものを使うべきである．そして，自らの使用経験をインターネットを通じて常に他の研究者と共有していく姿勢をもつことが，コンピュータを活用してよい研究を行うために必要なことである．

13.2 研究成果の還元

疫学研究の結果は，さまざまな分野において，意思決定に重要な役割を果たすことが多い．例えば，保健行政の方針が決定されるときや，地域の臨床医が患者の診断を行うときには，その地域における疾病分布の記述的研究などが参

考とされる．そのため，疫学研究を行った者はその結果をできるだけ広く利用可能な形で公開することが求められる．本節では，研究成果の公表に用いられるさまざまなメディアを紹介する．

13.2.1 学会発表

研究者にとって，学会は最も身近な研究発表の場である．まだ論文による公表にまで至っていない研究についても，学会であればその時点までの成果を発表することができる．非常に重要と考えられる結果が得られた場合には，積極的に公表していくべきである．

しかし，公表された疫学研究の成果は，他の分野と比較して，それがまだ確定的なものでなくとも，センセーショナルな報道とともに一人歩きすることが多くある．その結果研究が妨害を受けたり，研究者がいわれのない誹謗・中傷を受けることもありうる．一般的に受け入れられている方法で，十分なデータを集めて行った研究であり，結果に確信をもてるのであれば批判をおそれずに公表するべきだが，社会的に大きな影響をもつと予想される結果を未確定の部分が多いままに発表しようというときには十分に注意するべきである．

13.2.2 論文

研究は，論文として公表することで完成するといえる．しかし，研究についての文章を書いて何らかのメディアで発表しただけでは論文とはならない．同分野の研究者による査読を経て掲載の可否が決定されるメディア，すなわち学術雑誌に掲載されたものが「学術論文」として扱われる．学術論文は，全人類にとって共通の価値をもった学術的財産と見なされる．

本来，研究者は公表されたすべての学術論文を読んでおり，自らの研究に活かさなければならない．しかし，現代では非常に多くの学術論文が日々発表されており，そのすべてを把握することは不可能である．そのため，いくつかの団体が主な学術論文の要旨をコンピュータで検索するサービスを提供している．学術論文を発表する際には，できるだけこのようなサービスで検索しうる学術雑誌に発表することが重要である．このようなサービスとして代表的なも

のに米国 National Library of Medicine の提供する MEDLINE, 医学中央雑誌刊行会による「医学中央雑誌」などがある.

13.2.3 一般雑誌

　論文として公表した研究成果のうち,とくに社会的に重要な意味をもつと考えられ,また結果に疑義がないことについては,一般雑誌への投稿などを通して社会に広めることが重要である.また,同分野の研究者の間では常識的なことであっても,一般には知られていない知識を普及させる場としても一般雑誌は重要である.一般雑誌の記事がもつ社会的影響は学会発表に比べ非常に大きいので,専門家の肩書きで投稿を行う際には,その内容を十分に吟味し,学術雑誌への投稿と同様に客観的事実だけを正確に述べるべきである.

13.2.4　WWW (World Wide Web)

　インターネットを用いて研究成果を公表する手段は昔からあったが,従来はそれを閲覧する手段が限られていたため,研究発表の手段としては不便であった.しかし,WWW の登場により状況は一変した.

　現在では,大学などの研究機関ではもちろんのこと,一般家庭でも WWW の閲覧環境が整ってきている.これを用いることにより,研究者向けの発表も,一般向けの発表もともに同一のメディアで行うことができるようになった.WWW 上のプレゼンテーションはハイパーテキストの機能をもつ HTML (Hypertext Markup Language) という書式によって行われるので,論文やスライドでの発表に比べて閲覧しやすく,動画や音声といった多彩な情報を扱うことができ,また,電子化されているのでキーワードの検索も容易である.さらに,多くの場合著者への質問も電子メールで簡単に送ることができる.したがって,発表をみる側にとっては WWW は学会発表や論文よりもはるかに便利なメディアであるといえよう.

　しかし,WWW による発表には,二つの問題点がある.発表内容の第三者による評価がないことと,広報の難しさである.

　WWW を用いた研究発表は,誰でも行うことができる.経験を積んだ研究者

が事実を正確に発表することもできる一方で、学生が課題で作成したレポートを発表することも可能である。そして、それらを専門外の人が区別することは困難である。

また、いくら有用な研究を発表しても、それを広報して多数の人々、とくに同分野の専門家にみてもらえなくては発表する意義がない。メーリングリストやニュースグループで広報したり、検索エンジンに登録するという方法もあるが、専門家への周知という点では学会発表や学術雑誌には及ばない。

これらの問題点を解決するために、WWW上で活動を行う国際学会が開催されている。メディアとしてWWWを用いるが、掲載される発表には査読が行われ、また多数の発表が同時に集まるため広報も効率的に行うことができる。

13.3 疫学研究におけるインフォームドコンセント

疫学研究は人間を対象として行う研究であるため、研究者は対象者の人権を尊重し、対象者の健康や生活に利益をもたらし、悪影響を及ぼさないように配慮する義務がある。そのため、研究の実施にあたり研究者だけでなく対象者をはじめ、必要に応じては助成団体や行政など、研究に携わる者が研究について認識しておかなければならない点がある。とくに研究者は対象者に対して研究に参加することの意味を説明し、対象者から同意を得ることが必要である。これをインフォームドコンセント（informed consent）という。

インフォームドコンセントは「説明と同意」と訳されるが「説明を受けたうえでの同意」や「十分な説明がなされたうえでの同意」と訳すほうがその内容を理解しやすい。わが国では「インフォームドコンセント」と外来語として使うことが多く、本書でも同様に表記する。

インフォームドコンセントの概念は、わが国では医療領域で普及している。疫学領域では、臨床試験や介入研究において広まっているものの、観察研究においては対象者の数が多く、対象者の身体への侵襲度が比較的低いという研究上の特質があるためか、その浸透は十分とはいえない。しかし、観察研究に参加することでプライバシーや生活などに影響が及ぶ可能性があるため、観察研

究にもインフォームドコンセントが必要である．

　疫学におけるインフォームドコンセントでは，まず研究者は対象者に対し，研究の目的，検査，治療などの調査方法，研究全体の手順や日程，研究に参加することによって受ける利益と不利益，安全性と危険性，活動の制限について十分な情報を提供しなければならない．次に，対象者の権利として，1）自分のデータの利用状況について知ることができる，2）その利用に制限を与えることができる，3）いつでも研究対象から自発的に離脱し，自分の情報を削除してもらうことができること，が認められていることを研究者は対象者に知らせなければならない．そして，これらの点について対象者の十分な理解と研究参加への同意を得なければならない．乳幼児や未成年者など，対象者の同意する能力が不十分である場合，親などの代理人から同意を得る必要がある．インフォームドコンセントのとり方は口頭による方法と文章による方法があるが，いずれにせよ，形式的な説明でなく対象者の理解を深めるよう努力すべきである．

　介入研究では，研究者によって曝露や治療法が無作為に割り付けられるため，対象者はこれを選択することはできない．インフォームドコンセントは基本的に無作為割り付けの前に実施されるが，その際，無作為割り付けの必要性と，曝露群と対照群の違いについて説明する必要がある．

　疫学研究の実施には，人種や民族，南北問題や社会的背景など人権に関する倫理的問題が絡んでくることがある．例えば，自国での臨床試験のかわりに，他の国で実施することが国際的に問題になっている．また，保健統計など既存の資料を利用する疫学研究では，インフォームドコンセントをとることができない．その場合，研究者は個人のプライバシーや情報管理に細心の注意をはらい，公衆に対して研究の目的と必要性，その利益について公表する義務がある．

　今日，疫学研究の実施には対象者へのインフォームドコンセントだけでなく，第三者による倫理的評価を受ける必要性が説かれている．欧米諸国をはじめ諸外国では，疫学研究の実施にあたり所属機関や対象地域の倫理委員会によって承認される必要が生じており，わが国でも疫学研究に関する倫理委員会の設置が検討されている．さらに，医学関係の雑誌では，研究対象者に対するインフォームドコンセントについて明記するようになってきている．

参考文献

1) Armstrong BK, White E, Saracci R (1994) Principles of Exposure Measurement in Epidemiolgy. Oxford University Press, New York.
2) Austin M, Criqui MH, Barett-Conner E, Holdbrook MJ (1981) The effect of response bias on the odds ratio. *American Journal of Epidemiology* **114** 137-143.
3) Bakker N, Veer PV, Zock PL, The Euramic Study Group (1997) Adipose fatty acids and cancers of the breast, prostate and colon: An ecological study. *International Journal of Cancer* **72** 587-591.
4) Beaglehole R, Bonita R, Kjellstrom T (1993) Basic Epidemiology. World Health Organization, Geneva.
5) Benfante B, Reed D, MacLean C, Kagan A (1989) Response bias in the Honolulu Heart Program. *American Journal of Epidemiology* **130** 1088-1100.
6) Breslow NE, Day NE (1980) Statistical Methods in Cancer Research Volume I : The analysis of case-control studies. IARC Scientific Publication, Lyon.
7) Byers T (1999) The role of epidemiology in developing nutritional recommendations: Past, present, and future. *American Journal of Clinical Nutrition* **69** 1304 S-1308 S.
8) Cornfield J et al (1960) Some aspects of retrospective studies. *Journal of Chronic Diseases* **11** 523-534.
9) Coughlin SS, Beauchamp TL (1996) Ethics and Epidemiology. Oxford University Press, New York.
10) Criqui MH (1979) Response bias and risk ratios in epidemiologic studies. *American Journal of Epidemiology* **109** 394-399.
11) Criqui MH, Barett-Connor E, Austin M (1978) Defferences between respondents and non-respondents in a population-based cardiovascular disease study. *American Journal of Epidemiology* **108** 367-372.
12) Doll R, Hill AB (1952) A study of the aetiology of carcinoma of the lung. *British Medical Journal* **2** 1271-1286.
13) Evans AS (1978) Causation and disease: A Chronological journey. *American Journal of Epidemiology* **108** 249-258.
14) Fleiss JL (1973) Statistical Methods for Rates and Proportion. John Wiley and Sons.〔邦訳, 佐久間昭(1975)計数データの統計学―医学・疫学を中心に―. 東京大学出版会, 東京〕.

15) Foege WH, Millar JD, Henderson DA (1998) Smallpox eradication in West and Central Africa. *Bulletin of the World Health Organization* **76** 219-232.
16) Friedman GD (1974) Primer of Epidemiology. McGraw-Hill, New York.
17) 福武 直(1984)社会調査補訂版.岩波書店,東京.
18) がんの統計編集委員会(1995)がんの統計.がん研究振興財団.
19) Gordis L (1996) Epidemiology. WB Saunders Company, Philadelphia.
20) Gordon JE (1953) Evolution of an Epidemiology of Health III. The epidemiology of health, Goldston IP (ed), Health Education Council, New York.
21) Greenland S (1977) Response and follow-up bias in cohort studies. *American Journal of Epidemiology* **106** 184-187.
22) Grenn ND (1977) Cohort Analysis. SAGE Publications.〔邦訳,藤田英典(1984) コーホート分析法.朝倉書店,東京〕.
23) 花井 彩(1996)地域がん登録の精度向上と活用に関する研究.厚生省がん研究助成金平成7年度報告書.
24) ヒポクラテス(1963)古い医術について.〔邦訳,小川政恭,岩波書店,東京〕.
25) 金光正次,岡田 博,甲野礼作,重松逸造,平山 雄編(1966)疫学とその応用.南山堂,東京.
26) Kannel WB (1982) 34年目を迎えた Framingham Study. *MEDICAL TRIBUNE* June 24 35-37.
27) 喜田村正次(1966)水俣湾周辺のヒト,動物,魚介類および海底土中の水銀量の証明.水俣病一有機水銀中毒に関する研究.熊本大学医学部水俣病研究班.
28) 喜田村正次,宮田仲蔵,富田 実,伊達昌耆,上田京二,三隅彦二,小嶋照和,皆本 宏,栗本 晋,野口芳之,中川良二(1957)水俣地方に発生した原因不明の中枢神経系疾患に関する疫学調査成績.熊本医会誌 **31**(補1)1,**31**(補2)238.
29) Kodama K, Mabuchi K, Shigematsu I (1996) Research activities of epidemiology in Japan: A long-term cohort study of the atomic-bomb survivors. *Journal of Epidemiology* **6** (Suppl) S 95-S 105.
30) 河野 稔,吉田高美,杉原久義,萩野 昇(1955)所謂いたいたい病の調査報告(第一報).日整会誌 **30** 100~101.
31) Last JM (ed) (1995) A Dictionary of Epidemiology. Third edition. International Epidemiological Association. Oxford University Press, New York.
32) 厚生省特定疾患進行性腎障害調査研究班(1998)平成9年度厚生省特定疾患進行性腎障害調査研究班研究業績.47-62,東京.
33) MacMahon B, Pugh TF (1970) Epidemiology-Principles and Methods. Little, Brown, Boston.
34) MacMahon B, Pugh TF, Ipsen J (1960) Epidemiologic Methods. Little,

Brown, Boston.
35) Mantel N (1959) Statistical aspects of the analysis of data from retrospective studies of disease. *Journal of National Cancer Institute* **22** 719-748.
36) 松木悠紀雄 (1995) 看護・医療技術者における情報処理入門. 日本理工出版会, 東京.
37) Miettinen OS (1985) Theoretical Epidemiology: Principles of occurrence research in medicine. John Wiley & Sons, New York.
38) 宮原英夫, 丹後俊郎編 (1995) 医学統計学ハンドブック. 朝倉書店, 東京.
39) 文部省科学研究費 (機関研究) イタイイタイ病研究班, 昭和38年厚生省医学研究助成金イタイイタイ病研究委員会 (1967) いわゆるイタイイタイ病に関する調査研究報告.
40) 森岡恭彦 (1994) インフォームドコンセント. 日本放送協会, 東京.
41) 森林太郎 (1927) 衛生都城の記. 鷗外全集第18巻, 508-539, 鷗外全集刊行会.
42) 村瀬澄夫, 八幡勝也, 山本隆一 (1998) 第4回インターネット医学生物学国際学会―その意義と展望―. 第18回医療情報学連合大会論文集 792-793.
43) 日本疫学会編 (1996) 疫学―基礎から学ぶために―. 南江堂, 東京.
44) 西田春彦, 新 睦人編著 (1976) 社会調査の理論と技法 (Ⅰ)(Ⅱ). 川島書店, 東京.
45) Norusis MJ, SPSS Inc (1994) SPSS 6.1 Base System User's Guide. SPSS Inc, Chicago.
46) 岡田 博 (1981) 現代の疫学―国民健康のために. 勁草書房, 東京.
47) 岡田昌史, 櫻木智江, 斎藤具子, 高田 彰, 高橋秀人, 加納克己 (1998) Java言語による生活習慣評価システムの開発. 第18回医療情報学連合大会論文集 688-689.
48) Page RM, Cole GE, Timmreck TC (1995) Basic Epidemiological Method and Biostatistics. Jones and Bartlett Publishers, Boston.
49) Pearce N (1998) The four basic epidemiologic study types. *Journal of Epidemiology and Biostatistics* **3** 171-177.
50) Pierce DA, Shimizu Y, Preston DL, Vaeth M, Mabuchi K (1996) Studies of the mortality of atomic bomb survivors. Report 12, Part Ⅰ. Cancer: 1950-1990. *Radiation Research* **146** 1-27.
51) Rothman KJ, Greenland S (1998) Modern Epidemiology. Second edition. Lippincott-Raven, Los Angeles.
52) Sackett DL (1979) Bias in analytic research. *Journal of Chronic Diseases* **32** 51-63.
53) Sakuragi C, Saito T, Wang F, Takahashi H, Sato Y, Kikuchi K, Kano K (1998) Lifestyle evaluation system to support health education. *Studies in Health Technology and Informatics* **52** 727-731.

54) サスインスティチュートジャパン (1993) SAS Technical Report J-117, SAS/STAT ソフトウェア：LIFETEST，PHREG プロシジャ．サスインスティチュートジャパン，東京．
55) 佐藤俊哉(1992)疫学研究のデザインと相対リスクの推定．統計数理 **40** 173-184.
56) Schlesselman JJ (1982) Case-Control Studies: Design, conduct, analysis. Oxford University Press, New York.
57) Schuchat A, Broome CV (1991) Toxic shock syndrome and tampons. *Epidemiologic Review* **13** 99-112.
58) Shands KN, Schmid GP, Dan BB, Blum D, Guidotti RJ, Hargrett NT, Anderson RL, Hill DL, Broome CV, Band JD, Fraser DW (1980) Toxic-shock syndrome in menstruating women: Association with tampon use and Staphylococcus aureus and clinical features in 52 cases. *New England Journal of Medicine* **303** 1436-1442.
59) 重松逸造 (1977) 疫学とはなにか―原因を追究する科学―．講談社，東京．
60) 重松逸造編 (1978) 疫学―臨床家のための方法論―．講談社，東京．
61) 重松逸造編 (1979) 新しい疫学の方法論：薬剤・環境汚染物質等の人体影響評価．ソフトサイエンス社，東京．
62) 重松逸造，柳川洋監修 (1991) 新しい疫学．日本公衆衛生協会，東京．
63) Snow J (1936) On the Mode of Communication of Cholera (2 ded). Churchill, London, 1855. Reproduced in Snow on Cholera. Commonwealth Fund, New York, Reprinted by Hafner, New York, 1965.
64) Srivatanakul P, Parkin DM, Jiang YZ, Khlat M, Kao-Ian UT, Sontipong S, Wild C (1991) The role of infection by opisthorchis viverrini, hepatitis B virus, and afratoxin exposure in the etiology of liver cancer in Thailand: Correlation study. *Cancer* **68** 2411-2417.
65) 末永俊郎編 (1987) 社会心理学研究入門．東京大学出版会，東京．
66) Susser M (1973) Causal Thinking in the Health Science: Concepts and strategies of epidemiology. Oxford University Press.〔邦訳，松木悠紀雄他 (1982) 疫学的原因論．三一書房，東京〕．
67) 鈴木庄亮，久道　茂編 (1997) シンプル衛生公衆衛生学．改訂第6版．南江堂，東京．
68) 竹内　啓編集代表 (1989) 統計学辞典．東洋経済新報社，東京．
69) 玉腰暁子(1999)疫学研究におけるインフォームドコンセントに関する研究と倫理ガイドライン策定研究．平成10年度厚生科学研究費補助金健康科学総合研究事業研究報告書．
70) 丹後俊郎，山岡和枝，高木晴良(1996)ロジスティック回帰分析―SASを利用した統計解析の実際―．朝倉書店，東京．
71) The Japan Radiation Research Society (1975) A review of thirty years study

of Hiroshima and Nagasaki atomic bomb survivors. *Journal of Radiation Research* 16 (Suppl).

72) Timmreck TC (1994) An Introduction to Epidemiology. Jones and Bartlett Publishers, Boston.
73) 富永祐民,青木国雄,花井　彩,栗原　登(1993)がん・統計白書―罹患/死亡/予後―1993.篠原出版,東京.
74) 富永祐民,大野良之(1988)臨床のための疫学入門―がん,循環器疾患を中心に―.日本医事新報社,東京.
75) 豊川裕之編(1997)保健学講座8疫学保健統計.メヂカルフレンド社,東京.
76) 土屋健三郎(1978)疫学入門.医学書院,東京.
77) 土屋健三郎編(1997)疫学入門―医学,医療,生物学のために―.第3版.医学書院,東京.
78) Tuyns AJ, Pequignot G, Jensen OM (1977) E sophageal cancer in Ille-et-Vilaine in relation to levels of alcohol and tobacco consumption. Risks are multiplying. *Bull Cancer* **64** 65-60).
79) 上地　勝,岡田昌史,豊川智之,高橋秀人,加納克己(1999)茨城県における乳癌死亡率の動向に関する検討.*Journal of Epidemiology* **9** (Suppl) 61.
80) U.S Department of Health, Education and Welfare (1964) Smoking and Health. Rep Advisory Committee to the Surgeon General of the Public Health Service. Pub Service Publication No 1103, U.S. Government Printing Office.
81) Wacholder S (1991) Practical considerations in choosing between the case-cohort and nested case-control design. *Epidemiology* **2** 155-158.
82) Wacholder S, McLaughlin JK, Silverman DT, Mandel JS (1992) Selection of controls in case-control studies: I. principles. *American Journal of Epidemiology* **135** 1019-1028.
83) Wacholder S, McLaughlin JK, Silverman DT, Mandel JS (1992) Selection of controls in case-control studies: II. types of controls. *American Journal of Epidemiology* **135** 1029-1041.
84) Wacholder S, McLaughlin JK, Silverman DT, Mandel JS (1992) Selection of controls in case-control studies: III. design options. *American Journal of Epidemiology* **135** 1042-1050.
85) 山本俊一(1974)疫学総論.文光堂,東京.
86) 柳川　洋,田中平三,中村健一,永井正規編(1991)慢性疾患の疫学調査法―発生要因と予後の解析―.南山堂,東京.
87) 安田三郎,海野道郎(1977)社会統計学.改訂2版.丸善,東京.
88) 財団法人厚生統計協会(1997)国民衛生の動向.厚生の指標臨時増刊(44)9,財団法人厚生統計協会.

索　引

ア　行

一般化　31
一般化 Wilcoxon 検定　106
因果関係　7, 36
インターネット　112
インターネット法　87
インフォームドコンセント　122

後ろ向き研究　35, 60

疫学　1

横断研究　35, 49
オッズ　55
オッズ比　55, 93
オープン・ソース・ソフトウェア　119

カ　行

介入研究　34, 73, 123
偏り　23
カテゴリーマッチング　31
環境　7
観察研究　34
患者コーホート研究　59
患者対照研究　35, 52
間接法　20
関連　7, 36
関連性　7

期間有病割合　16
記述的研究　36, 39
季節変動　43
帰属危険度　19
キャリパーマッチング　31
強度　8
寄与危険度　19, 64
寄与危険度割合　20

寄与割合　20
近隣住民対照　54

偶然誤差　23
クロスオーバーデザイン　74

系統誤差　23
系統抽出法　84
ケースコントロール研究　52
健康労働者効果　24
検索エンジン　122

交差法　74
交絡因子　28, 48
国際疾病分類　13, 44
個人マッチング　31
誤分類　26
コーホート研究　35, 61
コーホート効果　67
コーホート内趨勢研究　66
コンプライアンス　75

サ　行

時間集積性　43
時間的関係　8
自己選択バイアス　26
時代効果　67
悉皆調査　83
実験研究　35
疾病地図　40
時点有病割合　16
死亡率　12, 17
周期変動　43
集合調査法　86
縦断研究　35
住民対照　54
集落抽出法　85
宿主　7

出生コーホート分析　66
情報バイアス　26, 60
症例対照研究　52
人時法　13
人年法　13, 64
人類生態学　45

生存確率関数　102
生態学的研究　35, 45
生態的錯誤　48
絶対効果　19
全数調査　83
選択バイアス　24, 53, 60

層化　32
層化抽出法　84
相関研究　45
相対危険度　19, 64, 70
相対効果　19
相対頻度　14
層別解析　93, 105
粗死亡率　17

タ　行

対象集団の制限　31
多段抽出法　85
多要因原因説　7
単純無作為抽出法　84

地域介入試験　36
地域集積性　42
致命率　18
抽出割合　84
長期変動　43
直接法　20

追跡研究　61

データベース　115, 117
電子メール　121
電話調査法　87

等間隔抽出法　84

統計モデル　32
トキシックショック症候群　57
特異性　8
特異的誤分類　27
留め置き調査法　86

ナ　行

二段抽出法　85
ニュースグループ　122

ネステッド患者対照研究　58
年齢効果　66
年齢調整死亡率　17, 20
年齢調整罹患率　22
年齢別死亡率　17

ハ　行

バイアス　23
ハイパーテキスト　121
爆発流行　44
曝露人口　12
ハザード率関数　102
発生率　15
発生率差　19
発生率比　19
発病率　15
パネル研究　66
バラツキ　23
パラレル比較　74

比　11
非実験研究　35
非特異的誤分類　27
病因　7
病院，医療施設対照　54
標準化　20
標準化死亡比　22
標準化罹患比　22
標本調査　83
頻度マッチング　31

封筒法　76
普遍性　8

索　　引　131

フリーソフトウェア　117
ブロック化　76
分析的研究　36

平行法　74

マ 行

前向き研究　35
マスキング　37, 76
マッチング　31, 55, 57

無作為化　37, 75
無作為抽出法　84
無作為電話法　54
無作為割り付け　32, 75, 123

メーリングリスト　122
面接者バイアス　26
面接調査法　86

盲検化　76

ヤ 行

野外試験　36

有意選択法　84
郵送調査法　87
尤度比検定　106
有病割合　16
有病割合研究　49

ラ 行

罹患率　12, 15
リコールバイアス　26
リスクファクター　17, 29
リスク差　19
率　11
量-反応関係　8
臨床試験　36
倫理的問題　77

累積死亡率　17
累積罹患率　16

連鎖状流行　44
ログランク検定　105
ロジスティック解析　98
論理的一致　8

ワ 行

割合　11

欧 文

absolute effect　19
age adjusted mortality rate　17
age effects　66
agent　7
analytic study　36
association　7
attack rate　15
attributable proportion　20
attributable risk　19
attributable risk percent　20

bias　23
blinding　76

case-cohort study　59
case-control study　52
category-specific mortality rate　17
causality　7
chain epidemic　44
clinical trial　36
coherence　8
cohort effects　67
cohort study　61
community intervention trial　36
compliance　75
consistency　8
correlational study　45
cross-over　74
cross-sectional study　35, 49
crude mortality rate　17
cyclic trend　43

death rate 12
descriptive study 36, 39
differential misclassification 27
direct method 20
disease cluster 42
disease map 40
dose-response relationship 8

ecologic fallacy 48
ecologic study 45
environment 7
epidemiology 1
ethical issues 77
experimental study 35
explosive epidemic 44

field trial 36
follow-up study 61
frequency matching 31

generalizability 31

healthy-worker effect 24
hospital or clinic-based controls 54
host 7
human ecology 45

incidence rate 12, 15
incidence rate difference 19
incidence rate ratio 19
indirect method 20
individual matching 31
information bias 26
informed consent 122
intervention study 34, 73
interviewer bias 26
intracohort trend study 66

Kaplan-Meier 推定量 103
Kaplan-Meier 法 101

longitudinal study 35

Mantel-Haenszel の共通オッズ比 95
masking 38, 76
matching 31
Miettinen の信頼区間 95
misclassification 26
morbidity rate 12
mortality rate 12
multiple causation theory 7

neighborhood controls 54
nested case-control study 58
nondifferential misclassification 27
nonexperimental study 35

observational study 34
odds ratio 55

pair matching 31
pallarel comparison 74
panel study 66
period effects 67
period prevalence 16
person-time method 13
person-year method 13
PMI (Proportional Mortality Indicator) 17
point prevalence 16
population at risk 12
population-based controls 54
prevalence study 49
proportion 11
proportional rate 14
prospective study 35

random allocation 32, 75
random digit dialing 54
random error 23
randomization 37, 75
rate 11
ratio 11
recall bias 26
relative effect 19
relative rilsk 19

restriction 31
retrospective study 35
risk difference 19
risk factor 17

S 116
sampling proportion 84
SAS 116
seasonal trend 43
secular trend 43
selection bias 24
SIR (Standardized Incidence Ratio) 22

SMR (Standardized Mortality Ratio) 22
specificity 8
standardization 20
statistical modeling 32
stratification 32
strength 8
systematic error 23

temporal relationship 8
time cluster 43

WWW (World Wide Web) 112, 121

編者略歴

加納克己
1941年 愛知県に生まれる
1971年 東京大学医学系大学院博士
        課程修了
1974年 筑波大学講師
1979年 筑波大学助教授
1991年 筑波大学教授(社会医学系・
        医学専門学群)

高橋秀人
1963年 秋田県に生まれる
1991年 筑波大学大学院数学研究科
        博士課程単位取得退学
1994年 筑波大学講師(社会医学系・
        医学専門学群)

疫学概論 —理論と方法—　　　　　　　　　　定価はカバーに表示

2000年3月25日 初版第1刷

編者　加納克己
　　　高橋秀人
発行者　朝倉邦造
発行所　株式会社朝倉書店
　　　東京都新宿区新小川町6-29
　　　郵便番号　162-8707
　　　電話　03(3260)0141
　　　FAX　03(3260)0180
　　　http://www.asakura.co.jp

〈検印省略〉

© 2000〈無断複写・転載を禁ず〉　　中央印刷・渡辺製本

ISBN 4-254-31083-8　C 3047　　Printed in Japan

R〈日本複写権センター委託出版物・特別扱い〉
本書の無断複写は、著作権法上での例外を除き、禁じられています。
本書は、日本複写権センターへの特別委託出版物です。本書を複写
される場合は、そのつど日本複写権センター(電話03-3401-2382)
を通して当社の許諾を得てください。

元日大 西川滇八・東大 小泉 明編

公　衆　衛　生　学

31030-7　C3047　　B 5 判 328頁 本体7800円

医学部学生のためのテキスト。〔内容〕公衆衛生学の課題と展望／公衆衛生活動概論／疫学／環境保健／栄養／人類遺伝学／母子保健／学校保健／産業保健／成人保健／精神保健／地域保健／保健統計・人口／衛生行政／国民の生活福祉／資料編

筑波大 椿　広計・国立公衆衛生院 藤田利治・統数研 佐藤俊哉編

これからの臨　床　試　験
―医薬品の科学的評価―原理と方法―

32185-6　C3047　　A 5 判 192頁 本体3200円

国際的な視野からの検討を加え，臨床試験の原理的・方法的側面の今日的テーマを網羅した意欲作。〔内容〕Pコントロール／人体実験から臨床試験へ／用量反応情報／全般的な臨床評価／ITT解析／多施設臨床試験／代替エンドポイント／他

稲垣真弥・武内　望・藤巻道男・森本靖彦編

臨床医のためのケミカル・マニュアル

32114-7　C3047　　B 6 判 752頁 本体12000円

現在使用されている多くの臨床検査を網羅し，その検査目的，臨床的意義，評価などに重点をおき，わかりやすく実用に適するよう平易に解説。〔内容〕内分泌検査／生化学検査／感染免疫検査／血液検査／細胞免疫検査／染色体検査

前島根医大 檜　学・元桃山大 島　久洋編

医 学 概 論 ―医学の進歩と医の倫理―

30036-0　C3047　　A 5 判 272頁 本体4500円

自然科学的視点だけでなく人間学として医の倫理も含めて解説。〔内容〕新しい医学の考え方／医学と社会／生について／死について／患者とのふれあい／臓器移植をめぐって／医学生参加の講義の実態／魅力的な医学概論にするために

東洋英和大 河野友信編

医 学 と 医 療 の 行 動 科 学

30041-7　C3047　　A 5 判 320頁 本体6500円

全人的医療をめざして，行動科学を臨床に生かせるよう解説。〔内容〕行動と生物科学／個人行動を理解するために／対人行動と社会行動を理解するために／人間行動の文化・社会的側面／行動科学と心身医学／医療と行動科学／療法の実際／他

前統数研 駒澤　勉著

医 学 統 計 解 析 の 基 礎

12036-2　C3041　　A 5 判 192頁 本体3200円

医学統計を学び利用しようとする読者のために，必要最小限の数学の知識で理解できるよう周到な配慮をもって纒められた真の入門書。今まで難解なテキストのため挫折していた人にとって本書はその望みをかなえてくれるだろう【ソフト別売】

北里大 宮原英夫・北里大 白鷹増男著

医　学　統　計　学

12085-0　C3041　　A 5 判 216頁 本体3300円

医学・薬学・歯学・生物学を専攻する大学 1，2 年の学生を対象に，高校の確率・統計の基礎知識を必要としないレベルでこの領域でよく使われる基本的な手法を，関連する統計的な考え方と共に実例を用いてわかりやすく丁寧に解説した入門書

国立公衆衛生院 丹後俊郎著
医学統計学シリーズ 1

統　計　学　の　セ　ン　ス
―デザインする視点・データを見る目―

12751-0　C3341　　A 5 判 152頁 本体2900円

データを見る目を磨き，センスある研究を遂行するために必要不可欠な統計学の素養とは何かを説く。〔内容〕統計的推測の意味／研究デザイン／統計解析以前のデータを見る目／平均値の比較／頻度の比較／イベント発生までの時間の比較

北里大 宮原英夫・国立公衆衛生院 丹後俊郎編

医学統計学ハンドブック

12099-0　C3041　　A 5 判 720頁 本体25000円

自分の研究テーマ遂行のための研究デザインがよくわからない；手もとにあるデータを解析したいのだがその方法と限界を知りたい；英語の論文に出てくる統計用語がわからない；統計解析の結果を英語でどう表現するのか；医学・生物統計学を基礎から勉強したい――このような人達のために役立つハンドブック。〔内容〕統計学的アプローチの方法／分野別の実験・調査デザインと統計解析（動物実験／臨床試験／臨床検査／医療情報学他）／医学統計学の数理／ソフトウェアと英語表現

上記価格（税別）は 2000 年 3 月現在